Sarra Nasri
Sabra Jaâfoura

Otimizar a precisão das facetas de cerâmica

Sarra Nasri
Sabra Jaâfoura

Otimizar a precisão das facetas de cerâmica

A precisão das facetas de cerâmica

ScienciaScripts

Imprint
Any brand names and product names mentioned in this book are subject to trademark, brand or patent protection and are trademarks or registered trademarks of their respective holders. The use of brand names, product names, common names, trade names, product descriptions etc. even without a particular marking in this work is in no way to be construed to mean that such names may be regarded as unrestricted in respect of trademark and brand protection legislation and could thus be used by anyone.

Cover image: www.ingimage.com

This book is a translation from the original published under ISBN 978-620-6-72088-1.

Publisher:
Sciencia Scripts
is a trademark of
Dodo Books Indian Ocean Ltd. and OmniScriptum S.R.L publishing group

120 High Road, East Finchley, London, N2 9ED, United Kingdom
Str. Armeneasca 28/1, office 1, Chisinau MD-2012, Republic of Moldova, Europe
Printed at: see last page
ISBN: 978-620-8-07250-6

Índice

Introdução

"Sorria, porque os seus dentes não são feitos apenas para comer ou morder", como dizia Man Ray (1), o cineasta e fotógrafo do século XX.

A aparência física, o culto da beleza e a procura da juventude eterna estão no centro da sociedade atual.

A estética do sorriso é uma parte importante deste objetivo permanente.

Os dentistas são cada vez mais chamados a fornecer soluções estéticas para responder a esta procura crescente.

Existem várias opções de tratamento disponíveis para garantir a estética do paciente.

O tratamento de pacientes com facetas de cerâmica é uma opção de tratamento comprovada e fiável, oferecendo uma elevada taxa de sucesso de cerca de 93% ao longo de 15 anos, preservando o máximo possível da estrutura dentária saudável.

Esta terapia requer um trabalho de precisão tanto na clínica como no laboratório.

A palavra "precisão" vem do latim "praecisio" e "-on", que significa a ação de aparar.

Segundo o Larousse, a precisão é definida como o carácter do que é preciso.

A palavra "preciso" vem do latim "praecisus" que significa "cortar".

Para além de sugerir a possibilidade de uma melhoria contínua, esta definição evoca também a ideia de subjetividade.

De acordo com Masseroni D et al (6) (Precision in Dental Esthetics): "Não é a precisão esquiva que procuramos, mas sim o menor grau de imprecisão".

Por outro lado, o conceito de precisão está intimamente ligado à exatidão, um conceito menos redutor e, portanto, mais adequado à complexidade do tratamento protético. Isto sugere que é mais produtivo avaliar, em termos de precisão, não só a articulação dento-protética, mas também os passos operatórios, todos eles concebidos, planeados e executados em grande ampliação (6).

Desde a década de 1970(2), os dentistas têm vindo a explorar a utilização da ampliação em medicina dentária. Inicialmente, esta utilização foi dedicada à endodontia, mas mais tarde expandiu-se para abranger todas as outras disciplinas da medicina dentária

Pode variar entre uma ampliação reduzida (2x-8x) e uma ampliação elevada (16x-25x) (2).

Proporciona aos dentistas uma visão mais pormenorizada e precisa durante o tratamento, o que contribui para resultados mais previsíveis. Consequentemente, a utilização de auxílios ópticos em medicina dentária é vista como uma verdadeira revolução. As lupas mais ergonómicas foram desenvolvidas na década de 1990(3), começando com um sistema de ampliação ajustável e progredindo para lupas mais leves. O microscópio cirúrgico foi introduzido no início da década de 1920 (3).

O advento da tecnologia digital também transformou a nossa prática. A tecnologia digital oferece soluções para uma série de problemas, assegurando uma comunicação mais fluida entre as várias partes envolvidas (o médico, o protésico e o doente).

Com as suas tecnologias de ponta, a tecnologia digital permite-nos controlar os mais pequenos detalhes do nosso trabalho e dá aos dentistas a oportunidade de se verificarem e recuperarem o tempo perdido.

Neste trabalho, tentaremos rever as ferramentas microscópicas e numéricas disponíveis e a sua contribuição para os tratamentos de facetas cerâmicas (1,3 ,5).

1. As facetas

1.1.   Definição

As facetas cerâmicas são restaurações estéticas indirectas e não invasivas indicadas para dentes anteriores que necessitam de tratamento estético.

Restauram a superfície vestibular do dente e parte das superfícies proximais e, por vezes, palatinas (8,10).

1.2.   Indicações e contra-indicações para facetas

1.2.1.   Indicações (8,10)

> Descoloração dentária resistente aos procedimentos de branqueamento.

> Alterações morfológicas dos dentes (dentes conóides).

> Fecho do diastema.

> Alteração da estrutura do esmalte (amelogénese imperfeita, Huorose...).

1.2.2.   Indicações do contador (9)

> Lesões cariosas extensas

> Má higiene oral.

> Dentes com esmalte insuficiente.

> [8]A presença de parafunções .

1.3.   Materiais utilizados para facetas dentárias em cerâmica

1.3.1.   Classificação das cerâmicas

De acordo com a American Society for Testing and Materials (9), uma cerâmica é um material, vitrificado ou não, com uma estrutura cristalina ou parcialmente cristalina, ou feita de vidro. O seu corpo é constituído principalmente por substâncias inorgânicas e não metálicas. É formado quer pela solidificação de uma massa fundida durante o arrefecimento, quer por um processo de formação e maturação induzido pelo calor, simultaneamente ou após a sua criação.

O profissional vê-se assim confrontado com uma multiplicidade de possibilidades. Por conseguinte, é necessário dispor de uma classificação que facilite a compreensão e a escolha do sistema cerâmico mais adequado. Em 1995, Saadoun e Ferrari (9) propuseram uma classificação das cerâmicas para próteses livres de metal.

Esta classificação baseia-se em dois critérios principais: a composição química da cerâmica e as técnicas de moldagem utilizadas.

De facto, as caraterísticas finais da cerâmica são o resultado tanto da composição química do material como do processo de fabrico utilizado, tal como ilustrado no Quadro 1 (9).

Tabela 1: Uma classificação das cerâmicas de acordo com a sua composição e processo de moldagem, segundo Saadoun e Ferrari (9)

Famille de céramique	Sous-famille composition		Usage		Mise en œuvre			Microstructure
			Armature	Monobloc	Pressée	Usinée	Barbotine	
Vitrocéramiques	Feldspath	Naturel ou synthétique	Non	Oui	Non	Oui (Vita Mark® II)	Non	
		Renforcé à la leucite	Oui	Oui	Oui (Empress® esthetic)	Oui (Empress® CAD)	Non	
	Disilicate de lithium		Oui	Oui	Oui (Emax® Press)	Oui (Emax® CAD)	Non	
Alumineuses infiltrées	Alumine-spinelle		Oui	Oui	Non	Oui (In-Ceram® Spinell)	Non	
	Alumine		Oui	Oui	Non	Oui (In-Ceram® Alumina)	Oui (In-Ceram® Alumina)	
	Alumine-zircone		Oui	Non	Non	Oui (In-Ceram® Zirconia)	Non	
Denses	Alumine dense		Oui	Non	Non	Oui (Procera® Alumine)	Non	
	Zircone Y-TZP		Oui	Oui « Full Zircone »	Non	Oui (Procera® Zircone. Lava®...)	Non	

[1]Em 2016, Gracis propôs uma nova classificação na sequência da introdução das chamadas cerâmicas "híbridas". (Figura 3).

De acordo com este sistema, os materiais de restauração em cerâmica pura podem ser agrupados em três categorias, de acordo com a sua composição química:

- Cerâmicas de matriz vítrea: são materiais cerâmicos inorgânicos, não metálicos, que contêm uma fase vítrea.

- Cerâmicas policristalinas: são definidas como materiais cerâmicos inorgânicos não metálicos que não contêm vidro, mas apenas uma fase cristalina.

- [11]Cerâmicas de matriz resinosa: são materiais constituídos por uma matriz polimérica que contém principalmente compostos refractários inorgânicos.

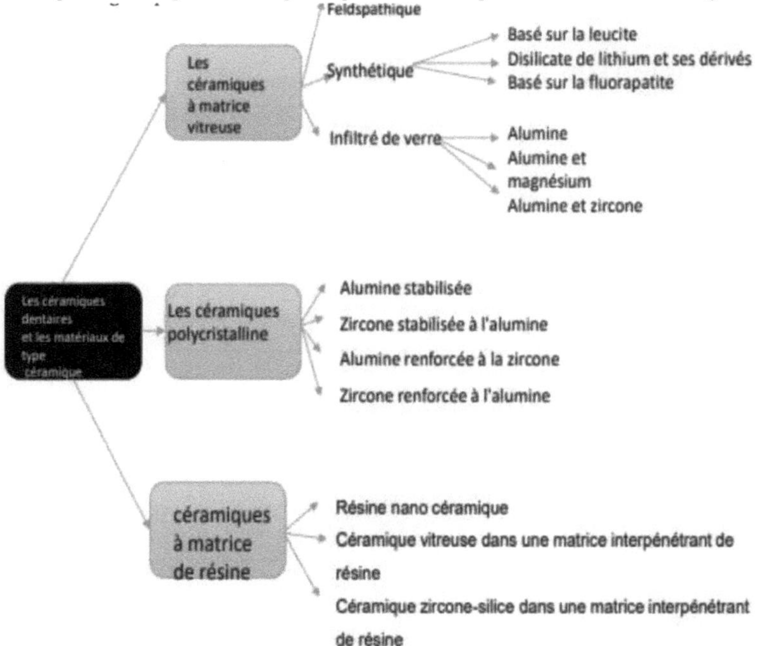

Figura 1: Classificação das cerâmicas por Gracis et al Em 2016 [11]

1.3.2.   Cerâmica para facetas dentárias :

Embora existam muitos sistemas cerâmicos, apenas alguns deles são adequados para facetas dentárias.

Estas cerâmicas devem ter boas propriedades ópticas e uma fase predominantemente vítrea que possa ser gravada para melhorar a aderência.

As cerâmicas mais frequentemente utilizadas são as cerâmicas feldspáticas, as cerâmicas feldspáticas reforçadas com leucite e as cerâmicas à base de dissilicato de lítio (21). Podem também ser fabricadas utilizando cerâmicas de alumina ou de óxido de zircónio.

1.3.2.1. Cerâmica feldspática

As cerâmicas feldspáticas são compostas principalmente por dióxido de sílica (60%-64%) e óxido de alumínio (20%-23%).

As facetas são feitas utilizando uma técnica de estratificação que dá ao técnico um controlo total, mas que requer muito tempo e esforço.

<u>Vantagens :</u>

-   Translucidez próxima da dos dentes naturais devido ao elevado teor de vidro.
-   Custos laboratoriais reduzidos em comparação com outros sistemas cerâmicos.
-   Excelentes caraterísticas de adesão após o condicionamento com ácido fluorídrico e na presença de uma quantidade adequada de esmalte.

<u>Desvantagens :</u>

- Propriedades mecânicas fracas (45).

1.3.2.2. Cerâmicas feldspáticas reforçadas com leucite (45)

As cerâmicas são constituídas por cerca de 50% a 55% de cristais de leucite, que se encontram homogeneamente distribuídos na matriz vítrea (Figura 4).

ºEste material tem um nível de cristalinidade de 45% em volume e é composto principalmente de leucite cozida a 1200 C, depois prensada em moldes e estabilizada na sua forma cúbica(45).

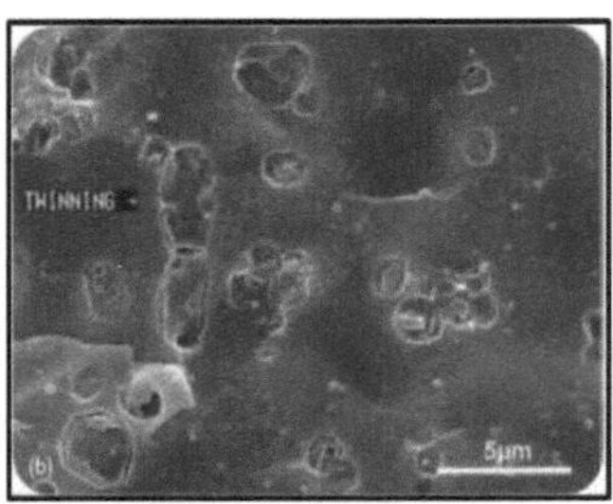

Figura 2: Vista ao microscópio eletrónico de varrimento de uma cerâmica de vidro reforçada com leucite (IPS Empress) [12]

1.3.2.3. Cerâmicas reforçadas com dissilicato de lítio

As cerâmicas contêm 70% de cristais de discilicato de lítio (IPS Empress II e atualmente IPS Emax).

As cerâmicas à base de dissilicato de lítio oferecem uma melhor resistência à fratura, ao choque térmico e à corrosão.

A microestrutura de plaquetas dos cristais de dissilicato de lítio requer moldagem num estado parcialmente cristalizado, com uma proporção de metassilicato de lítio de 40% em volume. Neste estado, o material tem uma resistência à flexão de 130 MPa e os blocos podem ser facilmente maquinados. A microestrutura final do material é controlada por tratamento térmico (sinterização) (Figura 5) (45).

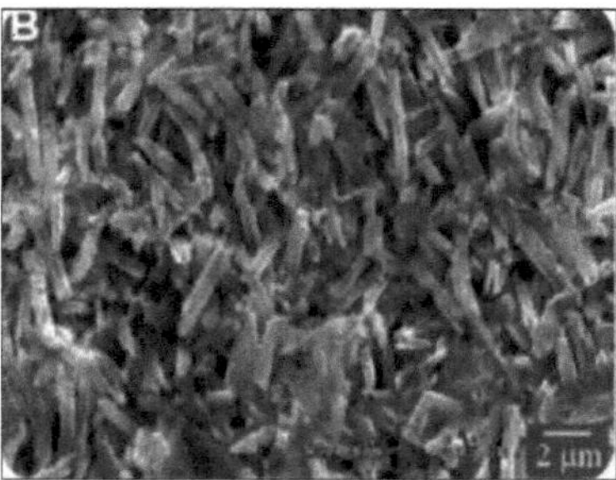

Figura 3: Vista ao microscópio eletrónico de varrimento de uma cerâmica de dissilicato de lítio (IPS E max) [12]

1.3.2.1. [10]Cerâmicas à base de alumina :

8

As cerâmicas à base de alumina são cerâmicas sinterizadas.

Dependendo da sua composição, a cerâmica In-ceram é classificada como In-ceram alumina, In-ceram spinel e In-ceram zircónia.

1.3.2.1.1. Alumina In-ceram

É constituído por 85% de partículas de óxido de alumínio. Este elevado teor de alumina confere-lhe uma resistência à flexão de 400 a 600 MPa.

As cerâmicas de alumina em cerame têm maior resistência e tenacidade à fratura do que as cerâmicas feldspáticas.

1.3.2.1.2. Espinélio Em espuma

O espinélio em ceram contém uma mistura de magnésia e alumina (MgA1204) na sua estrutura para aumentar a sua translucidez. A sua resistência à flexão é inferior à do In-ceram alumina.

1.3.2.1.3. Zircónio em cera

Trata-se de uma modificação da alumina In-ceram original, composta por 67% de óxido de alumínio e 33% de óxido de zircónio.

Tem uma tenacidade à fratura e uma resistência à tração de 600 a 800 MPa.

O seu carácter opaco indica uma camada de cerâmica feldspática cosmética.

1.3.2.2. Cerâmicas à base de zircónio

A principal caraterística das cerâmicas policristalinas à base de zircónio é uma estrutura cristalina de grão fino que oferece resistência e tenacidade à fratura, mas que tende a ter uma translucidez limitada. Além disso, a ausência de uma fase vítrea torna as cerâmicas policristalinas difíceis de gravar com ácido hidrocortico, exigindo tempos de gravação mais longos ou temperaturas mais elevadas.[1011]

1.3.3. Escolha de materiais para fazer facetas

Para facetas de cerâmica, as duas escolhas mais comuns de material são as cerâmicas reforçadas com dissilicato de lítio (IPS e.max®) e as cerâmicas feldspáticas. Em alguns casos, facetas feitas de resina composta ou materiais híbridos também podem ser indicadas.

As cerâmicas à base de dissilicato de lítio têm uma série de vantagens em relação às cerâmicas feldspáticas:

- resistência à flexão de 360 a 400 MPa (em comparação com 90 a 100 MPa para as cerâmicas feldspáticas),
- uma espessura mínima de apenas 0,3 mm (em vez dos 0,5 mm das cerâmicas feldspáticas)
- uma melhor capacidade de disfarçar um dente descolorido.

Apesar das muitas vantagens das cerâmicas de dissilicato de lítio, as cerâmicas feldspáticas são muitas vezes a escolha apropriada quando é indicada uma faceta única para combinar com dentes naturais fortemente caracterizados ou com uma restauração de cerâmica feldspática existente.

[10]É importante ter em conta que, ao escolher um material adequado, o profissional deve também ter em conta as competências e limitações do protésico, uma vez que cada material pode comportar-se de forma diferente em mãos diferentes.

[10]Quadro 2: Comparação das propriedades das cerâmicas utilizadas em facetas dentárias,

Materiais	translucidez	Resistência à flexão	Nome comercial
Feldspático	Muito importante	60a70MPa	
Feldspático reforçado com leucite	Dependendo da composição química e da quantidade de cristais incorporados na matriz.	160 a 300 MPa	imperatriz I
Dissilicato de lítio		320 a 450 MPa	imperatriz II Prensa IPS emax IPS emax CAD
Alumina In-ceram	Baixa translucidez	400 a 600MPa	alumina In-ceram
Espinélio Em espuma	Baixa translucidez	<400MPa	
Zircónio em cera	Falta de translucidez	600 a 800 MPa	Zircónia em cera
Cerâmicas à base de zircónio	Opaco		

2. Diagnóstico e recolha de dados clínicos: a cadeia convencional

2.1.   Análise estética :

2.1.1.   [1314]O projeto de próteses :

O enceramento é a materialização tridimensional de uma proposta morfológica para a prótese através da modelação em cera ou utilizando ferramentas digitais no modelo e/ou ficheiro da impressão da arcada.

Permite :

- Transferir desenhos estéticos e criar a chave de silicone - Visualizar os contornos das restaurações estéticas alvo utilizando o modelo. -Criar restaurações provisórias.

2.1.2 A maqueta :

Trata-se de um modelo de resina feito no pré-operatório a partir da chave de silicone. [14]É utilizado para verificar a estética e a função da restauração intra-oral.

3. O plano de tratamento

3.1.   Preparação para facetas de cerâmica

Os preparativos para as facetas de cerâmica devem assegurar uma adaptação marginal óptima da restauração, preservando o mais possível o tecido dentário duro.

A preparação deve ser limitada ao esmalte em termos de periferia e profundidade.

Em alguns casos, a preparação pode atingir o bordo incisal ou os espaços interproximais.

O controlo da quantidade de redução durante a fase de preparação da faceta dentária é uma grande preocupação para os profissionais. A redução dentária guiada proporcionou uma solução para assegurar um espaço uniforme para a restauração dentária sem afetar a saúde pulpar e periodontal, a estética e a integridade estrutural. [8][14]

3.1.1.   Contribuição dos morangos classificados :

Para garantir um controlo preciso da profundidade de preparação, estão disponíveis brocas específicas que permitem a calibração ao material utilizado, dependendo da situação clínica. Tendo em conta os valores médios da espessura do esmalte para a zona vestibular dos dentes anteriores, estas brocas calibradas garantem uma preparação suficiente sem o risco de exposição da dentina. [22]Uma sequência recomendada de instrumentos para a preparação controlada de facetas de cerâmica (Figura 6) :

- Fresa com limitador de profundidade.
- Cortador de diamante de esfera de pescoço longo.
- Fresa de diamante de dupla granulação.
- Fresa de diamante com extremidade arredondada

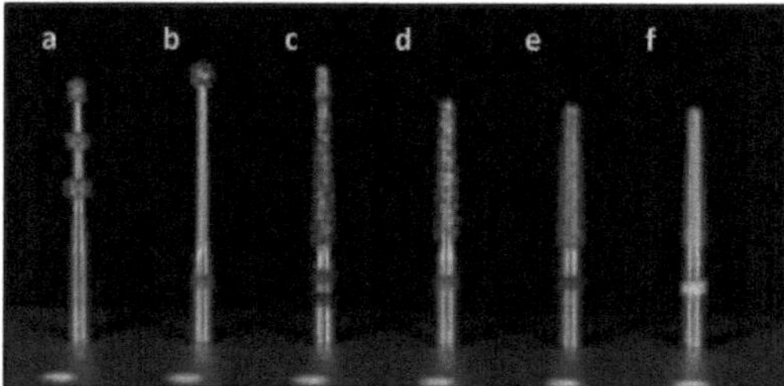

Figura 4: Brocas recomendadas para a preparação de facetas cerâmicas para colagem: a: escareador b: broca de diamante esférica de pescoço longo c: broca de diamante de grão duplo d, e, f: broca de diamante de ¼ de volta [22]

Todas as caraterísticas das fresas estão disponíveis no Quadro 3.

Quadro 3: caraterísticas das brocas de preparação de facetas [22]

Objetivo	Nome	Código de cores	Diâmetro do cortador [ISO]	Profundidade de penetração
Preparação controlada	Escareador com limitador de profundidade		2,00mm	0,4 mm
	Moinho de bolas de pescoço longo	Verde	1,8 mm	0,4 mm
Preparação	Fresa de diamante com extremidade arredondada	Verde	1,15 mm na extremidade	0,55 mm
	Fresa de diamante de dupla granulação	Verde/vermelho	1,15 mm de extremidade	0,55 mm
	Fresa de diamante com extremidade arredondada	Vermelho	1,15 mm de extremidade	0,55 mm
	Fresa de diamante com extremidade arredondada	Amarelo	1,15 mm de extremidade	0,55 mm

Para uma preparação guiada, comece por marcar a profundidade utilizando uma fresa de topo esférico de pescoço longo ou um escareador. (Figura 7).

Nesta fase, o paralelismo entre o mandril e a superfície deve ser respeitado.

Aquando da preparação dos incisivos, é essencial ter em conta os dois eixos Vl e V2, enquanto um terceiro eixo, V3, está também presente ao nível dos caninos. O respeito destes eixos permite uma preparação óptima da superfície vestibular. (Figura 8).

Graças à forma cónica da sua parte ativa e à sua ponta arredondada, o escareador tem a vantagem de evitar uma penetração excessiva, mesmo quando o instrumento está excessivamente inclinado (Figura 9).

No bordo livre, são feitos sulcos verticais com uma broca de diamante de ponta arredondada em toda a sua secção transversal, de modo a garantir o espaço necessário de mais de 1,5 mm para a cerâmica nesta zona. (Figura 10).

-As ranhuras resultantes são marcadas com um lápis de grafite e depois unidas com uma fresa de ponta arredondada, tendo o cuidado de não penetrar mais de metade da ranhura (Figura 11).

A utilização de uma broca especial com dupla granulação evita qualquer separação excessiva a nível cervical. Uma extremidade tem uma granulometria fina de anel vermelho e as restantes têm uma granulometria normal de anel verde.

- As extensões gengivais são criadas para além das papilas gengivais, utilizando o princípio do tobogã. Isto permite mascarar os limites do revestimento numa vista de perfil. (Figura 12).

[22][14]O limite cervical deve ser sempre supra-gengival, ou mesmo justa-gengival na presença de discromia dentária acentuada, de forma a facilitar o posicionamento do campo operatório e, consequentemente, a colagem (Figura 3).

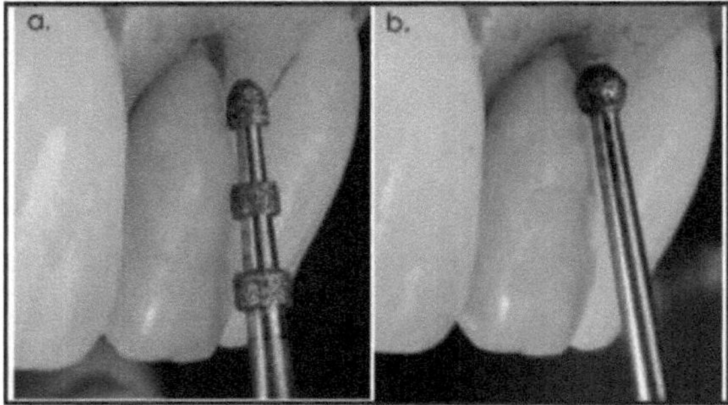

Figura 5: a: Escareador com limitador de profundidade b: Fresa de topo esférico de colo longo [22]

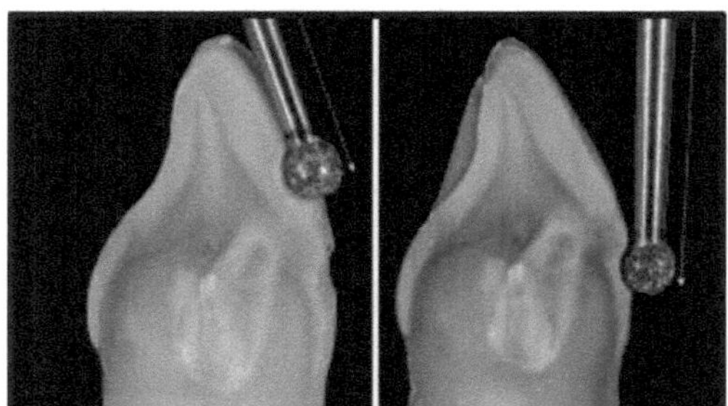

Figura 6: Os dois eixos dentários V1 e V2 [22]

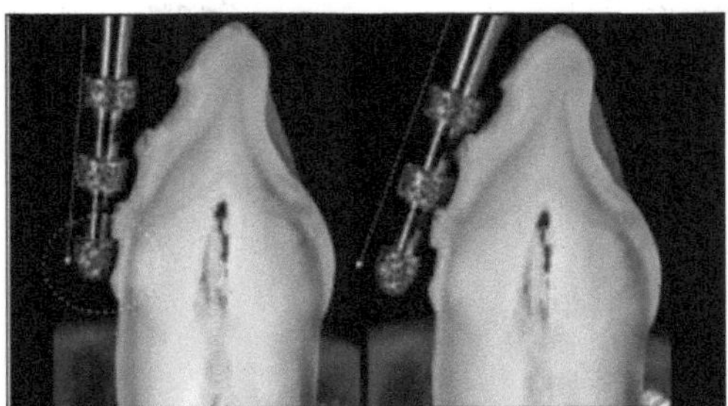

Figura 7: Preparação da superfície vestibular utilizando uma broca com um limitador de profundidade ao longo dos eixos V1 e V2 [22]

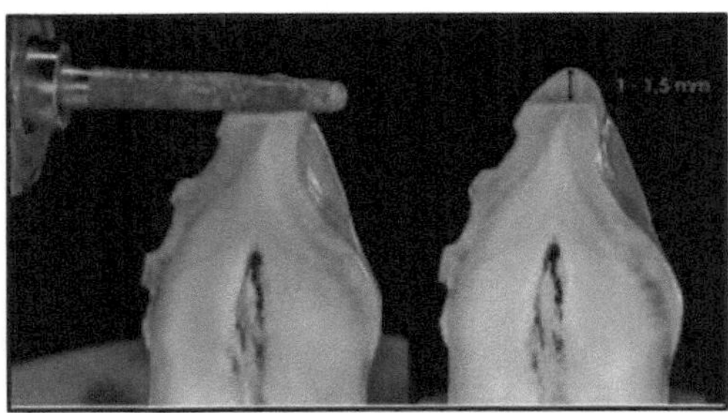

Figura 8: Preparação do bordo livre [22]

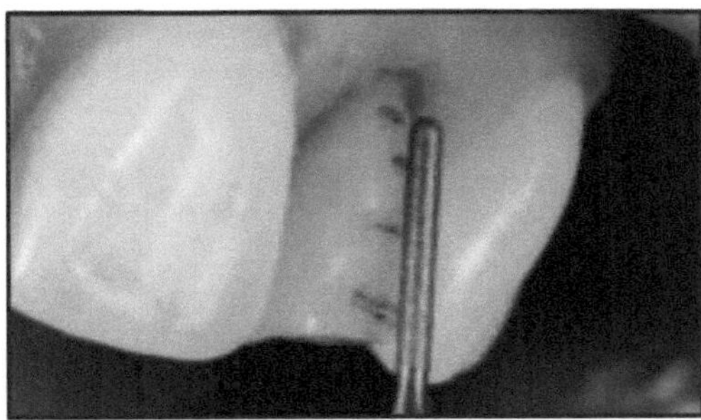

Figura 9: A fresa de topo arredondado junta as ranhuras até as linhas de lápis desaparecerem. [22]

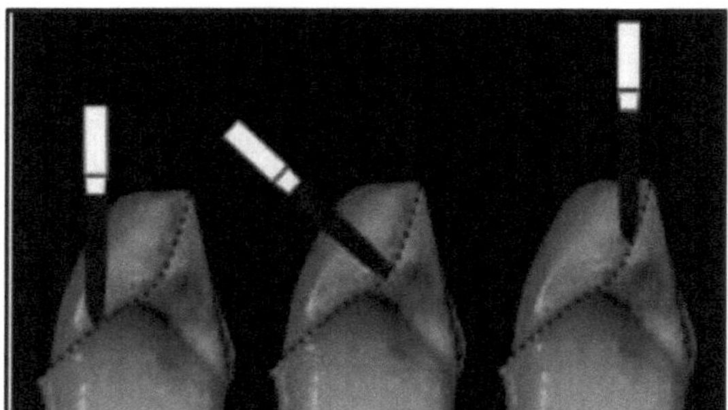

Figura 10: Extensões gengivais-proximais para além das papilas [22]

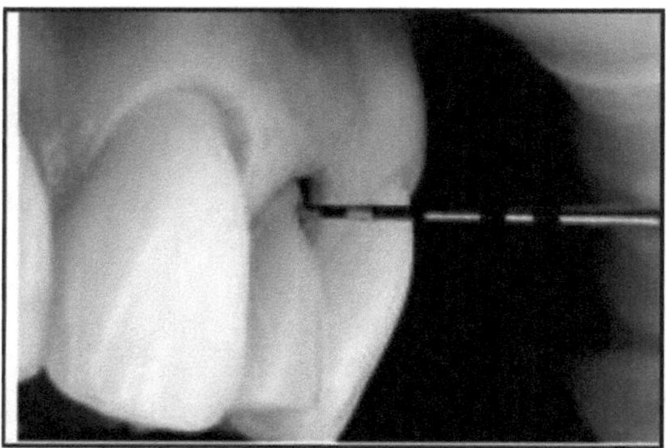

Figura 11: Vista de perfil da margem da preparação supragengival [22]

3.1.2. Preparação através de maquetas

O mock-up é uma máscara de resina acrílica transferida para a boca através de uma chave de silicone feita no modelo corrigido com o wax-up. A guia de preparação dentária é um instrumento auxiliar utilizado no processo de preparação dentária. [14]O seu principal objetivo é quantificar e visualizar o espaço entre a preparação e a superfície do dente.

Por outras palavras, permite-lhe visualizar o projeto de design na sua boca. Após qualquer equilíbrio necessário e validação estética e funcional, este guia pode ser utilizado para orientar a preparação de modo a que esta seja o mais conservadora possível.

A chave de silicone é cortada e ajustada para seguir o contorno da linha da gengiva recortada (Figura 14).

[23]Em seguida, é preenchido com resina e aplicado nos dentes com pressão na direção oclusal, enquanto qualquer excesso de resina é removido (Figura 15).

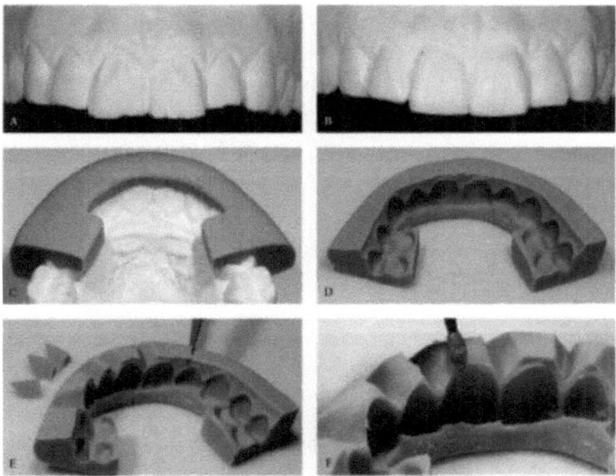

Figura 12: Preparação da chave de silicone [23]

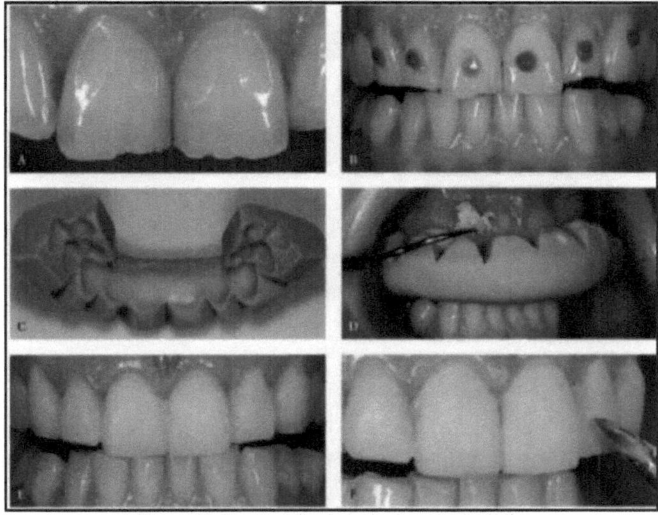

Figura 13: Preparação da tecla de redução (32) :

Para preparar os dentes, começamos por criar dois sulcos: um horizontal a meia altura no exterior do dente e outro recortado entre os terços médio e cervical. De seguida, utilizamos uma broca de diamante com uma ponta arredondada para remover gradualmente a substância dentária remanescente entre os sulcos.

O espaço de redução disponível é verificado com a tecla de silicone.

[23]Todos os cantos são depois arredondados com um disco de diamante ultrafino (Figura 1.6). .

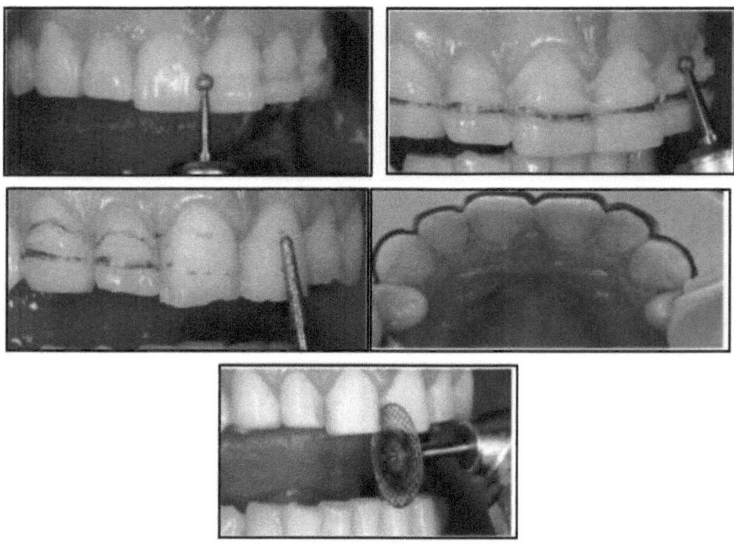

[23]Figura 14: Preparação dos dentes :

3.1.3. Teclas de controlo de redução

Podem ser utilizados vários tipos de chaves de redução de silicone como guia de redução. [22]Os dois tipos mais comuns são <u>a chave de janela</u> e <u>a chave vertical</u>.

-A chave de janela é geralmente utilizada para determinar a profundidade de preparação dos dentes anteriores durante a restauração de facetas (Figura 17).

Esta chave é feita retirando o silicone de uma cúspide para a outra, a cerca de 3 mm a partir dos bordos incisais. Esta "janela" permite visualizar a profundidade da preparação facial e lingual aproximadamente ao nível dos terços incisal e médio do dente.

[22]É fácil de fazer para os dentes anteriores superiores e inferiores.

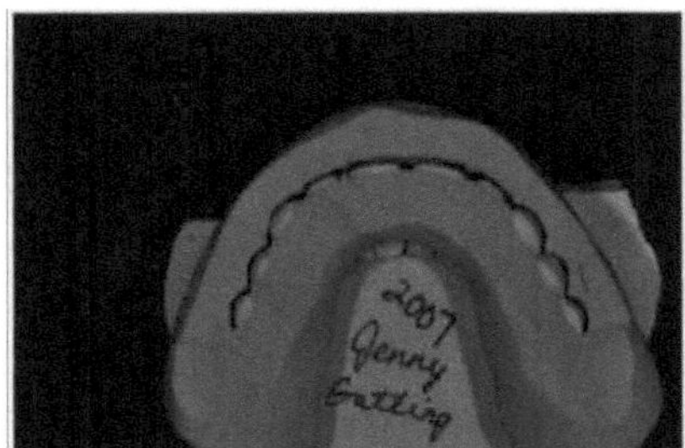

Figura 15: A tecla de redução da janela [22]

-A chave vertical é um índice altamente versátil. Pode ser utilizado eficazmente em todas as zonas da boca. A sua conceção é simples e extremamente eficaz no controlo da profundidade de redução.

Um índice vertical é criado simplesmente cortando o índice de silicone em forma de ferradura verticalmente através do centro do dente a ser avaliado (Figura 18). Assegurando que o índice é corretamente suportado pelos dentes adjacentes, a preparação do dente pode ser avaliada visualizando o espaço restaurador criado em relação aos contornos de cera capturados pelo índice. A redução excessiva ou insuficiente pode ser facilmente avaliada. [22]É possível efetuar vários cortes verticais com um único índice.

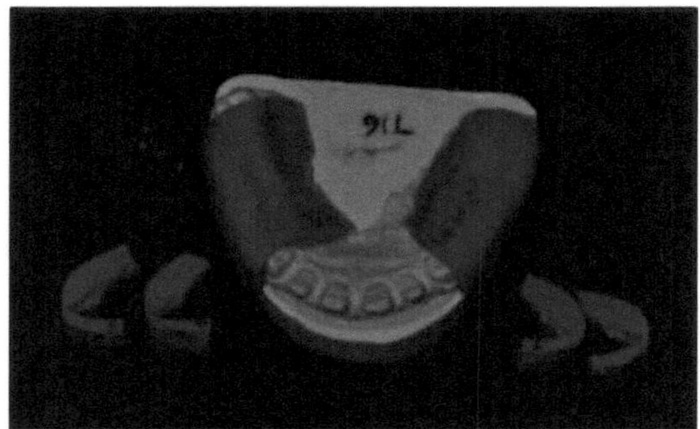

Figura 16: A tecla de redução vertical [22]

3.1. A escolha da cor

A precisão na escolha da cor é crucial.

A correspondência da cor das facetas cerâmicas com os dentes remanescentes é de extrema importância para os pacientes. A cor pode ser determinada por avaliação visual ou pela medição das três dimensões da cor de acordo com Mursell: matiz, saturação e luminosidade.

-A tonalidade é a qualidade que diferencia uma família de cores de outra, por exemplo, o vermelho do amarelo.

-A luminosidade é utilizada para distinguir uma cor clara de uma cor escura. É um valor medido numa escala que vai do preto ao branco, com gradações de cinzento. [15,16]A saturação é a intensidade da tonalidade.

3.1.1. O que precisa de saber antes de escolher uma cor

A cor que aparece depende da fonte de luz ou da iluminação.

Deve ser utilizada iluminação com correção de cor e devem ser evitadas cores brilhantes na área de trabalho.

O profissional deve evitar cores vivas na sua área de trabalho.

- A luz natural entre as 10h e as 14h é a melhor fonte de luz para a correspondência de cores, mas não é fiável devido à sua temperatura de cor variável, que afecta a sua composição espetral. Pode ser útil utilizar uma fonte de luz auxiliar que forneça o equilíbrio espetral adequado e iluminação difusa e que seja suficientemente brilhante para ultrapassar os efeitos da iluminação ambiente.

Se o doente estiver a usar roupa de cor clara, cobrir com um lençol cinzento.

- O batom escuro deve ser removido antes de selecionar a cor. Da mesma forma, o processo de seleção da cor dos dentes deve começar sempre com os dentes limpos.

-Se estiver previsto um aclaramento, este deve ser efectuado pelo menos 2 semanas antes da escolha da cor, a fim de minimizar os efeitos da regressão.

- O separador de cor deve estar no mesmo plano que o dente, acima ou abaixo do dente a ser combinado.

- Um segundo observador coloca-se cerca de 1 metro atrás do observador principal para verificar se a cor é adequada.

- [17,18,16]As fotografias tiradas com equipamento específico são essenciais: nada mais pode fornecer informações valiosas, como o grau de translucidez, o tamanho e a forma dos mamilos incisais e outras caraterísticas individuais dos dentes.

3.1.2. Escolhas de cores convencionais [15]

Informe-se sempre junto do seu técnico de prótese dentária sobre o tipo de cerâmica utilizada e a cor selecionada.

3.1.2.1. Vitapan classique (Vita Zahnfabik)

·O Vitapan Classique foi introduzido com 16 separadores que estão divididos em quatro grupos de acordo com a tonalidade, conhecidos como a disposição de A a D e, dentro de cada grupo, há quatro separadores que estão divididos de acordo com a saturação. (Figura 19).

[18,19]Embora este guia seja feito de resina acrílica, tem sido o guia de referência em medicina dentária durante décadas.

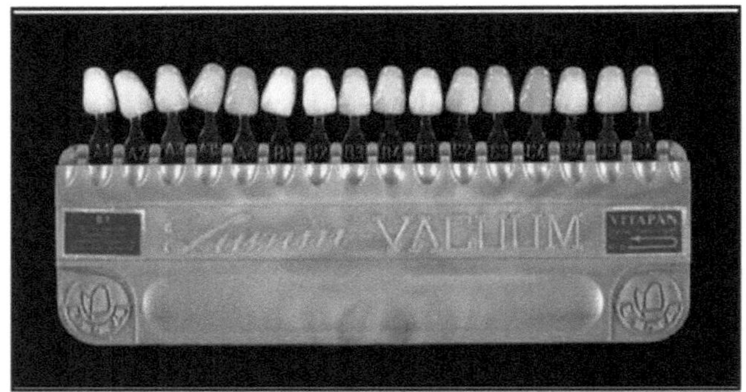

Figura 17: O guia de cores clássico Vitapan [18]

3.1.2.1. Vitapan 3D master shade system (Vita)

O guia de cores está organizado de forma a cobrir a cor tridimensional do dente natural numa ordem lógica e visualmente equidistante. Apresenta praticamente todas as cores de dentes naturais existentes. Foi determinado que a ordem das dimensões das cores neste guia é apropriada.

Os separadores estão divididos em cinco níveis de luminosidade claramente perceptíveis. Dentro de cada nível, os separadores representam diferentes saturações e tonalidades.

O nível de luminosidade mais claro (grupo 1) tem apenas dois níveis de saturação de uma única tonalidade, e o nível de luminosidade mais escuro (grupo 5) tem três níveis de saturação de uma única tonalidade.

Os grupos 2, 3 e 4 têm três níveis de saturação na tonalidade intermédia (a tonalidade laranja) e dois níveis de saturação em cada tonalidade que se aproxima do amarelo ou do vermelho (Figura 20).

O processo de correspondência de cores divide-se em três fases:

-O primeiro é selecionar a luminosidade mais próxima.

-No segundo passo, o nível de saturação é determinado. Isto é geralmente fácil, uma vez que cada grupo de brilho tem diferentes níveis de saturação.

-A terceira e última fase consiste em determinar a tonalidade.

[16][18]Por conseguinte, cada cor é determinada por um número (luminosidade), uma letra (tonalidade) e um número (saturação), como no exemplo 4M3, em que 4 representa a luminosidade, M representa a tonalidade e 3 representa o croma ' .

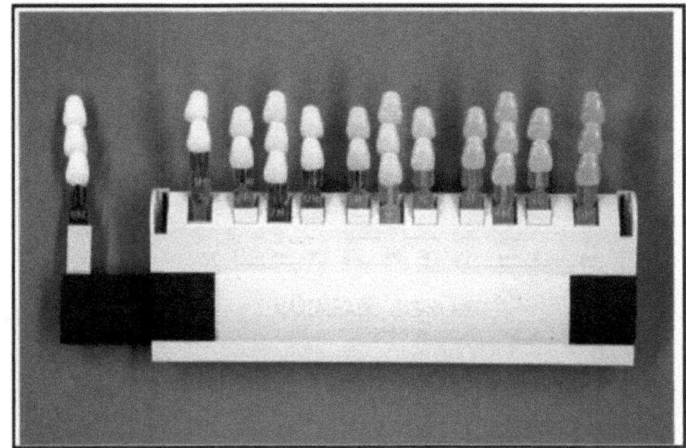

Figura 18: O guia de cores Vitapan 3D-Master [18]

3.1.2.1. Guia linear mestre 3D

Esta é uma modificação do vitapan 3D master. Contém exatamente os mesmos separadores, mas com uma apresentação simplificada e um procedimento de sombreamento em duas fases.

Os suportes das guias de tonalidade contêm apenas 6 a 7 guias dispostas linearmente, incluindo uma guia de luminosidade e cinco guias de saturação/tonalidade, cada uma com três a sete guias.

De acordo com as instruções do fabricante, o procedimento de correspondência de dentes divide-se em duas fases. Em primeiro lugar, o grupo de luminosidade é selecionado utilizando o guia de luminosidade que contém separadores 3D com saturação média e tonalidade neutra. Cada separador de luminosidade tem um guia de saturação/matiz correspondente. [19]Na segunda etapa, o utilizador determina a saturação e a tonalidade corretas (Figura 21).

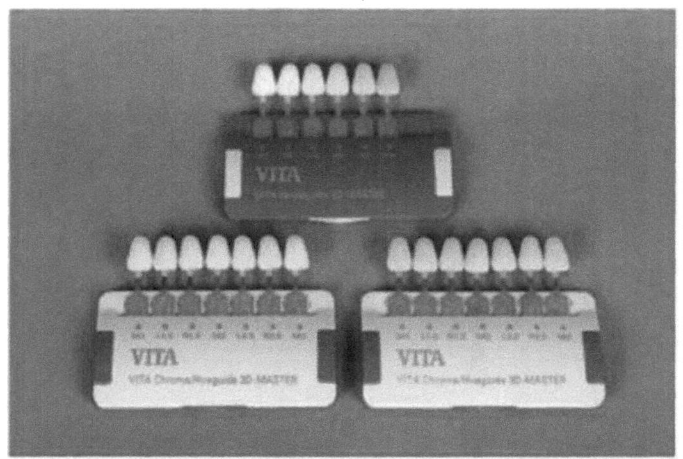

[20]Figura 19: Guia linear 3D-Master: a guia de luminosidade é apresentada na linha superior e duas das cinco guias de tonalidade com a respectiva luminosidade na linha inferior.

3.2.   Pegada convencional

3.2.1.   Definição

A impressão é um registo negativo de toda ou parte da arcada dentária e dos tecidos circundantes. [24]É realizada para assegurar a transferência mais exacta possível de todos os elementos anatómicos registados na boca para o laboratório, para a produção de modelos positivos que são réplicas fiéis dos tecidos registados (Figuras 22 e 23)( ).

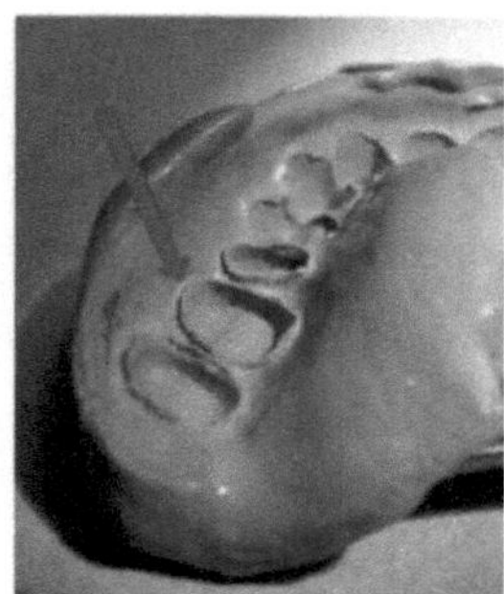

Figura 20: Cavidade de mistura dupla simultânea[25]

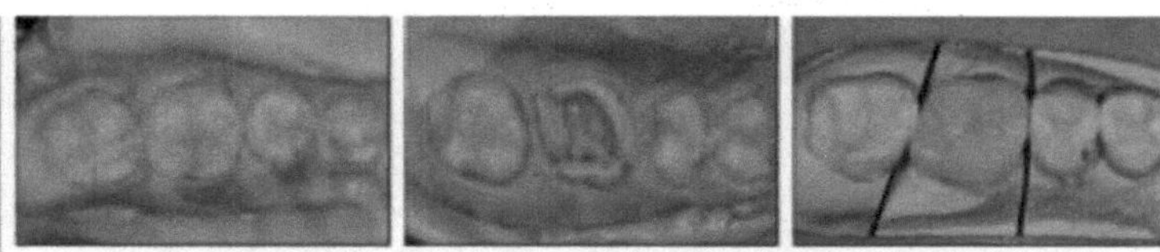

Figura 21: Impressão convencional para E maxPress Onlay estratificado[26]

3.2.2. As condições para uma pegada ecológica bem sucedida

-Os tecidos duros (dentes preparados, dentes não preparados) e os tecidos moles (periodonto) devem ser registados o mais fielmente possível. A impressão deve ser efectuada num ambiente sem saliva.

-Visibilidade perfeita da linha de chegada.

-Ausência de sangue, saliva ou fluido sulcular[26]

3.2.3. As qualidades necessárias para um material de impressão ideal são :

- Fácil de manusear

- Longo tempo de trabalho, mas pouco tempo na boca

- Hidrofílico e tolerante à humidade

- Reprodução exacta dos pormenores

- Estabilidade dimensional imediata e diferida

- Resistência ao rasgamento

- Possibilidade de desinfeção

- Compatibilidade com materiais de reprodução

- Custo razoável

-Precisão: os materiais de impressão elastoméricos utilizados para fazer moldes de precisão têm de ser capazes de reproduzir detalhes finos de 25 µm ou menos.

-A molhabilidade do material de impressão. Os materiais de moldagem devem ser capazes de fluir facilmente em pormenores de 20 a 70 µm, o que é necessário para obter moldes perfeitamente ajustados.

Flexibilidade: os moldes flexíveis são mais fáceis de remover da boca É importante ter um material de moldagem que seja suficientemente flexível para ultrapassar as reentrâncias dos dentes adjacentes e outras estruturas intra-orais.

25 27

3.3.   Facetas de ligação

Quando as facetas de cerâmica estão prontas, são colocadas e depois coladas.

- É necessário um dique dentário para manter o campo seco e limpo durante os procedimentos de colagem.

- As restaurações temporárias e todos os vestígios de cimento temporário são removidos para permitir uma colocação precisa (Figura 24).

- Os dentes são cuidadosamente limpos com uma solução desinfetante de gluconato de clorexidina.

- Cada faceta é cuidadosamente experimentada e verificada quanto à sua adaptação, contactos e estética, bem como quaisquer excessos ou deficiências que possam ocorrer ao nível da margem. Os contactos proximais e os bordos incisais também devem ser verificados e ajustados para garantir que as facetas se adaptam corretamente.

- É utilizado um gel "Try In" para verificar a escolha da resina de ligação.

- O interior das facetas deve ser enxaguado e limpo após a colocação para remover qualquer material remanescente.

Uma vez concluídos todos estes passos para cada faceta, inicia-se a colagem propriamente dita.

Tratamento dos intradorsos das facetas :

- Os intradorsos das facetas são condicionados com ácido fluorídrico a 2% durante 15 segundos, depois enxaguados durante 20 segundos e secos.

- Depois de bem enxaguados, são silanizados. O silano é deixado em contacto com os intrados durante 1 minuto, sendo depois seco com uma seringa de ar.

- Utilizando um pincel, o adesivo (adesivo Optibond 2FL; Kerr Corp., Orange, CA) é aplicado no interior das facetas. É espalhado com o spray de ar antes da polimerização.

Tratamento de superfícies dentárias :

- Os dentes devem ser cuidadosamente limpos após a fase experimental.

- A superfície do dente deve então ser condicionada com ácido ortofosfórico a 35% durante 15 segundos (Figura 25).

- Em seguida, são enxaguadas durante 20 segundos e secas suavemente (Figura 26).

- É aplicado um adesivo nas superfícies preparadas (Figura 27).

- É aplicado um jato de ar para garantir um revestimento uniforme.

- Fotopolimerização durante 20s.

Começamos a configurar as facetas:

As facetas são colocadas num organizador de facetas na ordem da dentição natural e a colagem começa uma a uma.

- A resina de cimentação é aplicada e cada restauração é polimerizada durante 30 segundos por superfície (Figura 28).

- O excesso é removido à volta das restaurações sob ampliação (Figura 29).

- [28]Após a remoção de todos os materiais, os dentes e os tecidos são limpos com uma gaze húmida.

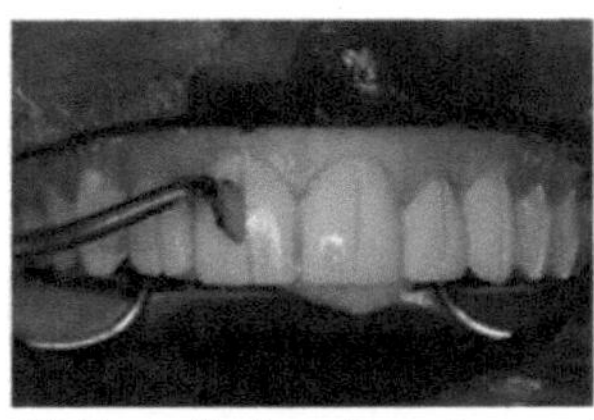

[28]Figura 22: Remoção de restaurações provisórias( )

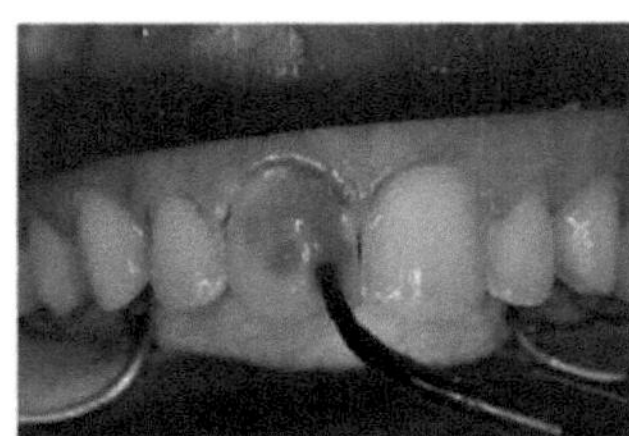

[28]Figura 23: Aplicação de ácido ortofosfórico na superfície do dente( )

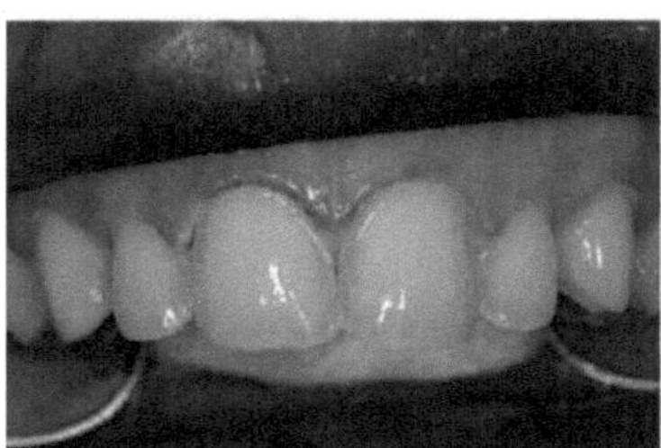

[28]Figura 24: Enxaguamento e secagem dos dentes durante 20s( )

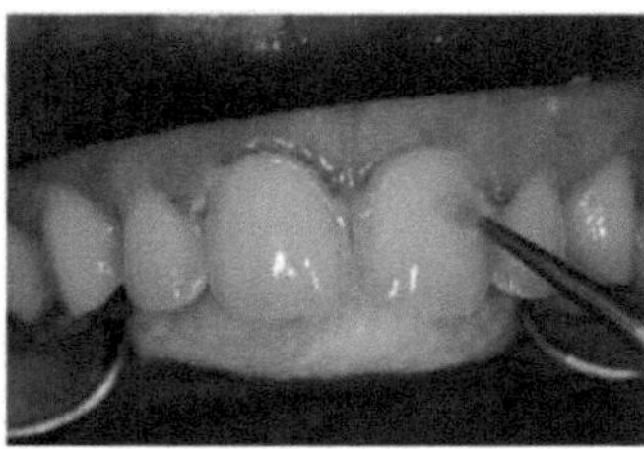

[28]Figura 25: Aplicação de adesivo na superfície do dente( )

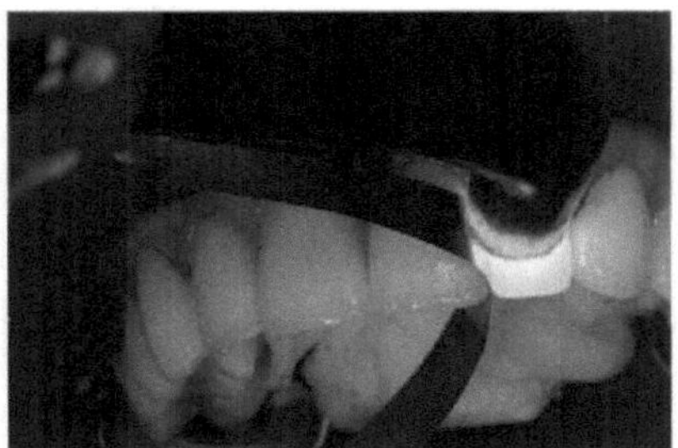

[28]Figura 26: Fotopolimerização( )

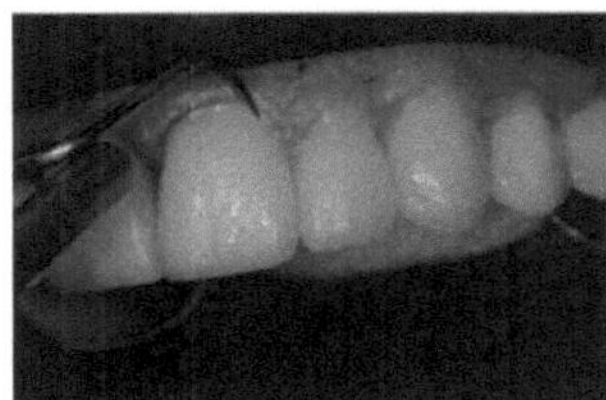

[28]Figura 27: Remoção do material em excesso com algodão( )

3.4.   Efeito da colagem na cor final das facetas

A cor de uma faceta cerâmica é determinada por vários factores, incluindo a cor e a espessura da faceta, a espessura e a cor do adesivo e, finalmente, o substrato dentário subjacente.

Cada resina é fornecida com uma pasta de teste para dar uma indicação visual da cor da restauração final antes da colagem final.

Alguns conjuntos de colagem são fornecidos com uma pasta de teste para ajudar o profissional a avaliar a cor das facetas finais.

Para orientar a cor de resina necessária para obter uma restauração aceitável, a pasta de prova deve refletir com exatidão a cor final que será obtida com essa cor de resina.

As facetas foram aplicadas nos dentes com pastas de teste e a cor foi medida.

De seguida, foram preenchidos com cimento de resina e colocados na superfície dentária preparada. Foi demonstrado que pode ocorrer uma alteração significativa da cor durante a polimerização da resina de ligação e o profissional deve ter este facto em conta ao selecionar a cor. No entanto, verificou-se uma alteração relativa da cor entre os cimentos de resina não curados e curados para todas as cores e todos os fabricantes.

Estas pequenas diferenças de cor que ocorrem durante a polimerização do cimento resinoso podem dever-se à redução da absorção da luz azul pelos fotoiniciadores após a fotopolimerização. As alterações de cor nos cimentos resinosos durante a polimerização não são clinicamente significativas, pelo que o cimento resinoso não polimerizado pode ser utilizado como pasta de teste.

Em conclusão, o ajuste de cor obtido com a pasta de teste deve ser tratado com precaução e recomenda-se uma avaliação adicional da restauração efectuada com a resina no local antes da polimerização.[29]

I- Ferramentas digitais para otimizar a precisão das facetas cerâmicas

1. Conceção estética digital para facetas de cerâmica

Desde há vários anos, o advento da conceção e do fabrico assistidos por computador (CAD/CAM) e a desmaterialização de certas etapas da cadeia protésica revolucionaram a nossa prática profissional.

O fluxo de trabalho digital assegura que as transferências dos vários ficheiros são codificadas, resultando num ganho de precisão e tempo. Isto aplica-se especialmente às facetas de cerâmica, onde a precisão é da maior importância.

- Na fase de estudo, os scanners ópticos digitalizam a condição inicial da cavidade oral (arcada maxilar, arcada mandibular e registos de oclusão) num ficheiro digital em formato STL (standard tessellation language). (Figura 30.A).

- Os dados de diagnóstico STL e a fotografia frontal extra-oral do doente são importados para o software de desenho assistido por computador, sobrepondo a fotografia ao maxilar digitalizado. (Figura 30.B).

Para uma orientação exacta dos moldes, deve ter-se o cuidado de assegurar que a cabeça do doente está na posição natural quando as fotografias são tiradas.

- A este nível, é efectuado um enceramento digital das superfícies dos dentes anteriores superiores, de acordo com os parâmetros estéticos e funcionais do paciente. (Figura 31.A e 32). Este enceramento é idêntico a um enceramento convencional sobre um modelo de gesso. Cria uma representação 3D do resultado proposto no modelo de estudo.

- [30]É fabricada uma guia de restauração de prova em resina bis-acrílica e condensado de silicone para avaliar os parâmetros estéticos e funcionais (Figura 31.B) ( ).

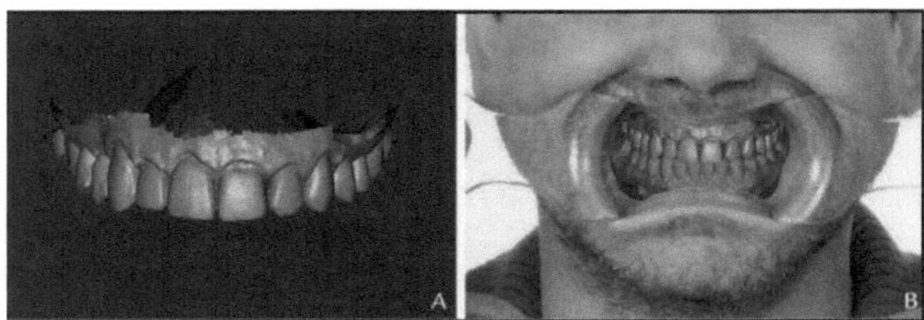

Figura 28: A: Um ficheiro STL do maxilar B: Uma fotografia das arcadas em oclusão sobreposta a um ficheiro STL inicial [30]

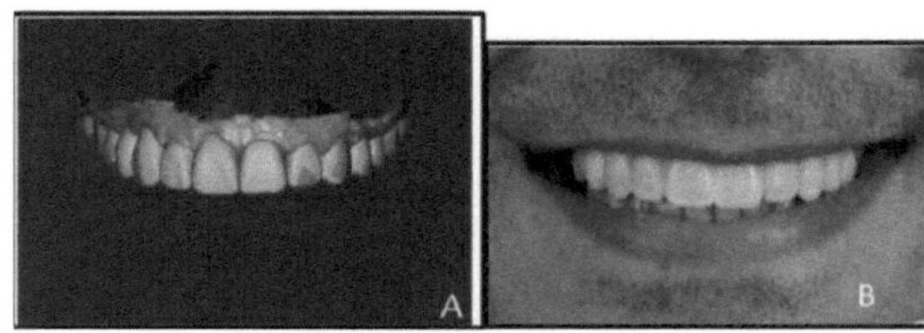

Figura 29: A: Um enceramento digital B: Uma restauração de teste utilizando resina acrílica bis [30]

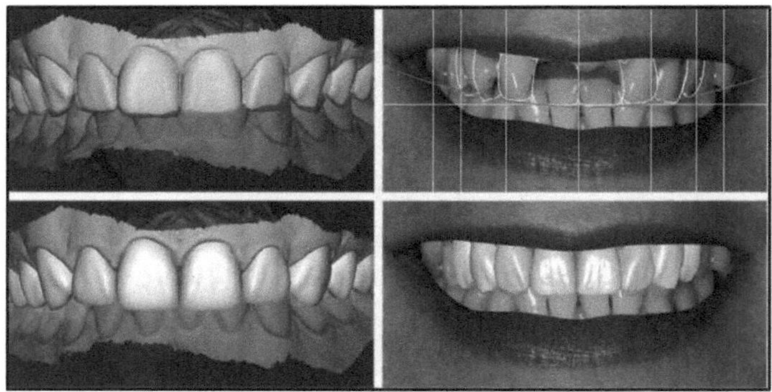

Figura 30: Desenho de sorriso digital para maquetas [31]

2. Guias de preparação impressos em 3D concebidos por CAD/CAM :

A utilização de guias de redução impressas em 3D é uma técnica inovadora que garante melhorias na precisão da preparação das facetas dentárias.

Trata-se de uma guia de resina fabricada com tecnologia aditiva para reduzir seletivamente as superfícies dentárias.

A maquete é utilizada para avaliar os parâmetros estéticos e funcionais na boca. Uma vez validada a maquete intra-oralmente, é concebida a guia de preparação digital. Esta permite uma preparação mais controlada, selectiva e não invasiva, baseada na restauração de prova aprovada e limitada à espessura mínima necessária para as restaurações definitivas em cerâmica.

Uma vez efectuados os ajustes intra-orais necessários, é feita uma nova digitalização do maxilar e o ficheiro STL correspondente é utilizado para criar a guia de redução. Um ficheiro STL de enceramento e um ficheiro STL inicial são importados e sobrepostos no software de desenho.

Tendo em conta a espessura mínima necessária para as facetas, é criada uma preparação virtual, reduzindo o volume final em comparação com o ficheiro STL do enceramento.

Concebemos uma estrutura de 2,0 mm de espessura que cobre toda a arcada dentária, com uma distância de desvio de 0,05 mm e criámos um acesso aberto às superfícies dentárias no ficheiro STL inicial que extrude o ficheiro STL encerado e, em seguida, cria janelas com mangas nas superfícies extrudidas.

As janelas de acesso para instrumentos rotativos melhoram a precisão da quantidade de estrutura e limitam o movimento do instrumento rotativo.

[3032]A literatura mostra que estes impressos em 3D podem ser utilizados com sucesso para avaliar superfícies específicas, tais como bordos incisais, faces axiais e proximais, no entanto, nenhum guia foi concebido para avaliar múltiplas superfícies ao mesmo tempo · .

1.1.   Guias de controlo da superfície vestibular :

A placa guia de impressão 3D transforma a análise estética e os resultados digitais projectados em entidades físicas utilizando a tecnologia de impressão 3D. Desempenha um papel importante no fornecimento de uma visão precoce da restauração estética e da sua implementação precisa. Esta abordagem reduz etapas como a preparação do modelo e a produção manual do modelo de cera de diagnóstico estético. Isto melhora efetivamente a taxa de diagnóstico e o conforto do paciente.

As guias de redução da face vestibular dividem-se em dois tipos: placas-guia de espessura igual e placas-guia de espessura não igual.

As placas de guia de espessura igual fabricadas por impressão 3D são iguais em espessura. No entanto, ao utilizar o orifício de controlo de profundidade, a profundidade necessária para manter diferentes áreas de redução deve ser diferente.ffigura 33).[14]

Para simplificar os passos de controlo de profundidade, as placas-guia impressas em 3D podem ser fabricadas como placas de espessura não igual. Desta forma, a profundidade da broca calibrada em profundidade na placa guia permanece consistente em cada zona de preparação, e o processo de preparação do controlo de profundidade é simplificado (Figura 34).[14]

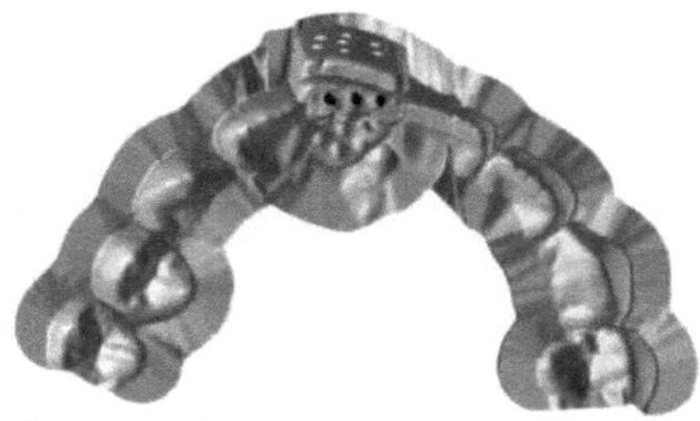

Figura 31: Impressão tridimensional de uma placa guia de espaço de restauração direcionada de igual espessura [14]

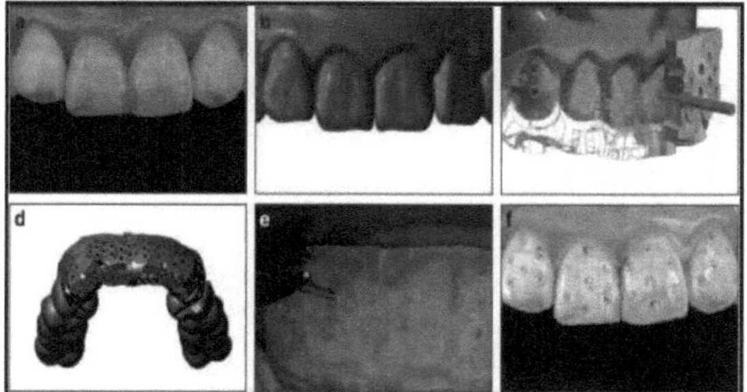

[14]Figura 32: Impressão tridimensional (3D) de uma placa de guia com um espaço de restauração direcionado de espessura desigual para a preparação de dentes.

Em alguns casos, as guias desempenham um papel duplo como guias de redução para preparação e guias de gengivectomia. São utilizadas para assegurar uma gengivectomia exacta e para avaliar a quantidade de redução necessária. [33](figura 35) .

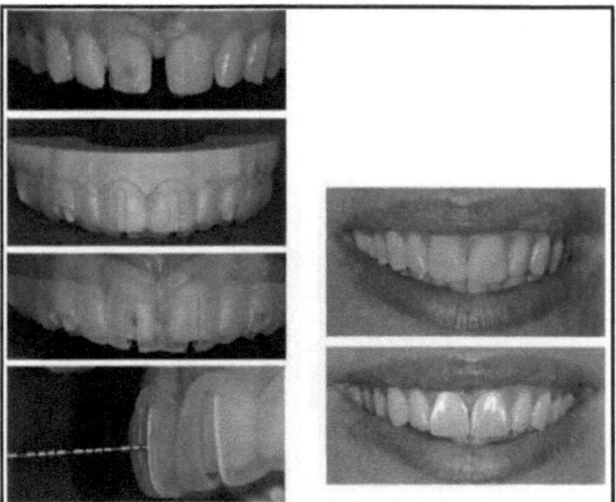

Figura 33: Uma guia de redução dentária impressa em 3D [33]

1.2.   Guias de controlo da redução incisal :

1.3.   Guias de redução que controlam várias faces para

ao mesmo tempo:

Com os avanços da medicina dentária digital e um software de desenho versátil, podem ser criadas guias para todos os planos de redução, ou seja, labial, vestibular e incisal, permitindo preparações conservadoras e, acima de tudo, em boa quantidade. [34]Estas guias são impressas em 3D e colocadas no local com um encaixe estável e em conformidade com o desenho (Figuras 36,37,38).

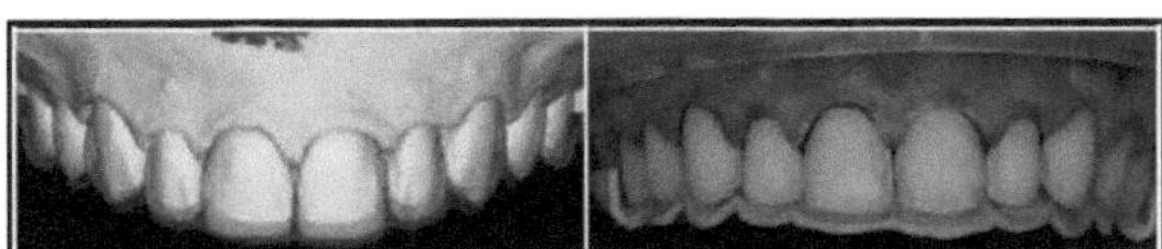

[34]Figura 34: Uma guia de preparação impressa para redução incisal utilizando um enceramento digital.

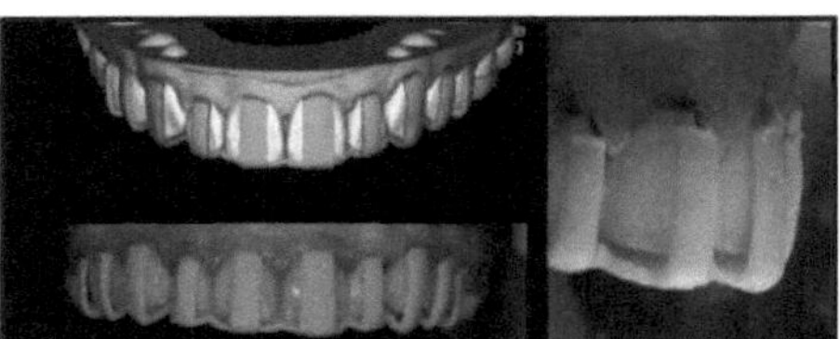

[34]Figura 35: Um guia de preparação impresso para a redução vestibular utilizando o enceramento digital.

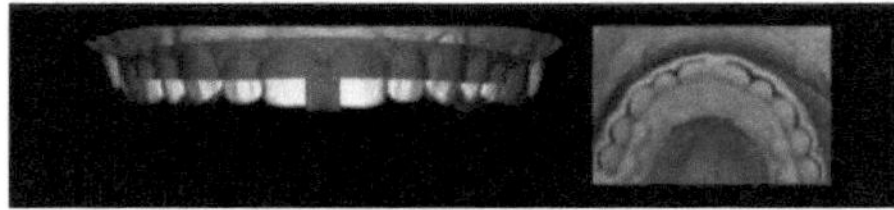

Figura 36:
B: Um guia de preparação impresso para a redução do bordo incisal utilizando o enceramento digital [34]

O desenho digital permite ao profissional produzir guias de controlo de redução para a superfície vestibular e o bordo incisal ao mesmo tempo.

Esta conceção facilitou a criação de ranhuras de redução verticais e horizontais

São criadas janelas verticais e horizontais, com 3 mm de largura e 1 mm de profundidade, com o acesso vertical a estender-se até ao bordo incisal com uma abertura de 1,5 mm.

As preparações dentárias conservadoras são efectuadas com uma broca de diamante fina, seguindo os sulcos de profundidade vertical e horizontal com uma redução de 0,5 mm, mais uma redução adicional de 1,5 mm para a área incisal. A guia de redução dentária é então removida e as restantes partes do dente são preparadas. Durante este processo, a guia deve ser colocada e removida para verificar novamente a quantidade de estrutura dentária removida. [35](Figura 39).

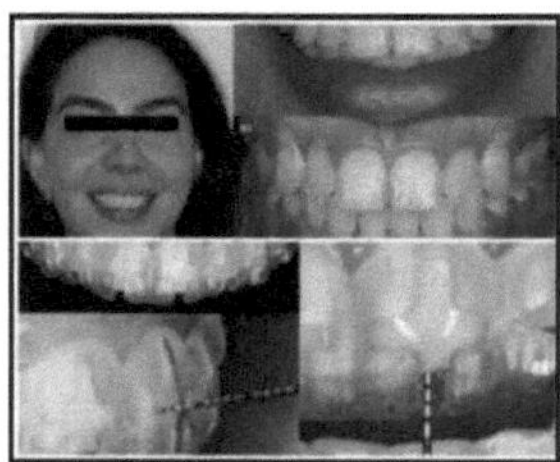

Figura 37: Uma guia de redução impressa em 3D para a superfície vestibular e o bordo incisal. [35]

1.4.   Kit de primeiros socorros :

O sistema First Fit utiliza guias impressas em 3D e uma peça de mão especialmente concebida para a preparação guiada de facetas. Permite reduzir os dentes a uma profundidade e área pré-determinadas, ao contrário da utilização de brocas calibradas ou guias de silicone, que requerem a interrupção do processo para reavaliar as preparações. (Figuras 40 e 41).

A preparação pode ser efectuada em uma ou duas fases.

Na abordagem de uma fase, as restaurações finais são produzidas antes da preparação dos dentes, utilizando guias de redução, e as facetas são coladas no mesmo dia da preparação. Esta abordagem é indicada quando é possível efetuar uma preparação de margem livre/vertical, bem como em casos semi-aditivos. Isto aplica-se em particular a situações em que é possível adicionar volume nas áreas interproximais e cervicais, uma vez que o sistema não permite uma preparação guiada nestas áreas ou uma delineação precisa da linha de acabamento.

-O método de duas fases envolve uma fase de preparação na primeira consulta, seguida de colagem na segunda consulta. [36]Nesta abordagem, são utilizadas guias de redução para auxiliar a preparação incisal e vestibular, e a preparação interproximal e cervical é efectuada à mão livre ( ).

Na abordagem de uma etapa, o número de consultas é reduzido. Na abordagem de duas fases, a vantagem do sistema é que reduz o tempo de preparação para as superfícies vestibular e incisal.

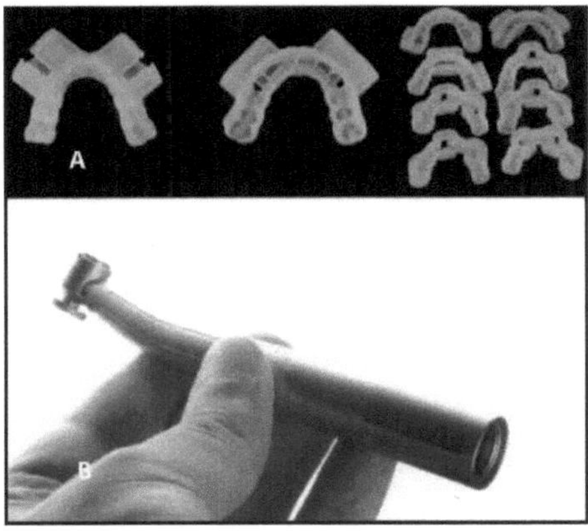

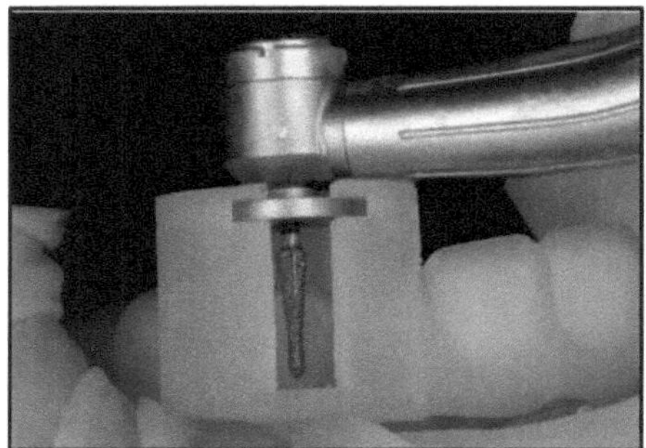

Figura 39: A guia impressa em 3D na boca [37]

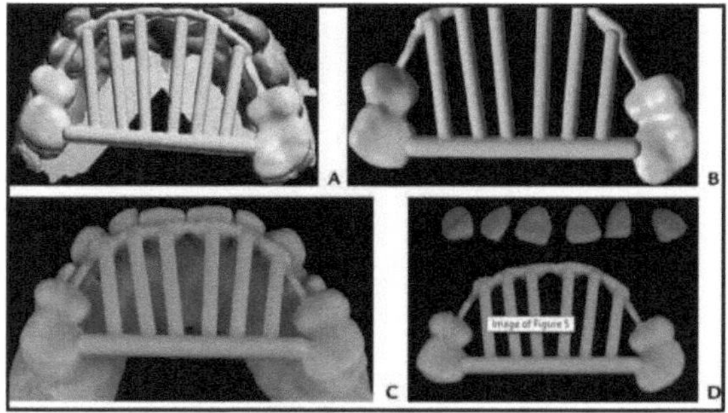

3. A pegada digital

3.1. Impressão ótica

3.1.1. Definição

Para obter a máxima precisão e fidelidade, e numa tentativa de resolver todos os problemas dos materiais de impressão, foi desenvolvido o sistema de scanner digital intra-oral.

A partir desta impressão ótica, um software específico cria um modelo mestre virtual que é utilizado para realizar as etapas de conceção e fabrico assistidas por computador (CADCAM).

[3839]As pré-visualizações em 3D das preparações dentárias oferecem uma grande vantagem ao permitirem o controlo in situ da preparação e a realização de quaisquer ajustes necessários (Figuras 42 e 43)·.

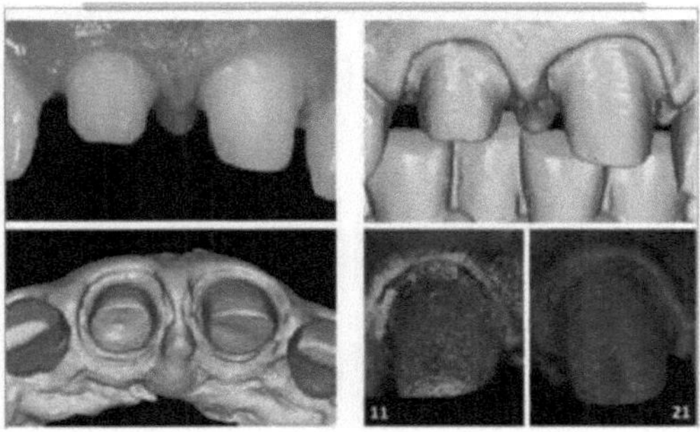
Figura 40: Impressão ótica para duas restaurações protéticas em 11 e 21. [26]

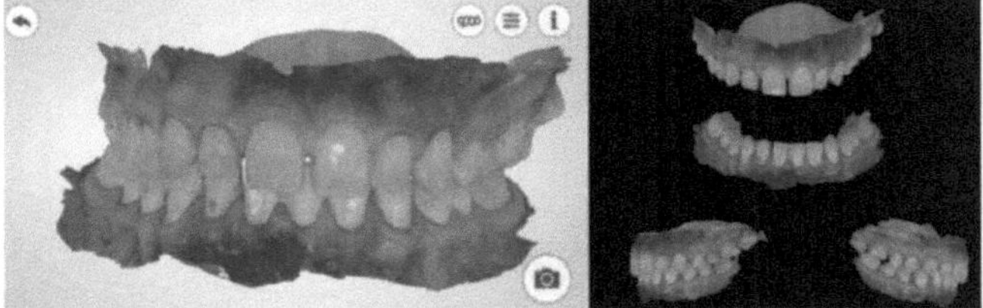
[37] **Figura 41:** Impressão ótica das duas arcadas e dos intercuspídeos direito e esquerdo A primeira fase da conceção/fabricação assistida por computador envolve a captura de uma impressão ótica utilizando uma câmara intra-oral,
uma etapa considerada essencial para reduzir as imprecisões, segundo o Pr François Duret. Esta etapa tem lugar durante a aquisição direta ou semi-direta de CAD/CAM. A escolha da câmara de impressão pode ou não incluir a utilização de um sistema de pó. O procedimento de aquisição divide-se em três etapas: primeiro, o registo da arcada em questão, depois da arcada antagonista, seguido de um registo vestibular da oclusão em posição de repouso máximo intercuspídeo. Esta primeira etapa pode ser efectuada numa ou mais sessões, e os novos dados digitais são integrados nos dados existentes. A duração desta impressão digital varia de acordo com a experiência do profissional e a complexidade clínica do caso, mas com a prática pode demorar entre 2 e 5 minutos. [26](Figura 44 e 45).

Alguns dispositivos exigem a aplicação de uma fina camada de pó mate na superfície dos volumes a registar. O dióxido de titânio micronizado foi o primeiro material utilizado para este fim. A sua cor extremamente branca torna-o fácil de observar e de distinguir claramente dos tecidos orais que estão a ser registados.[39]

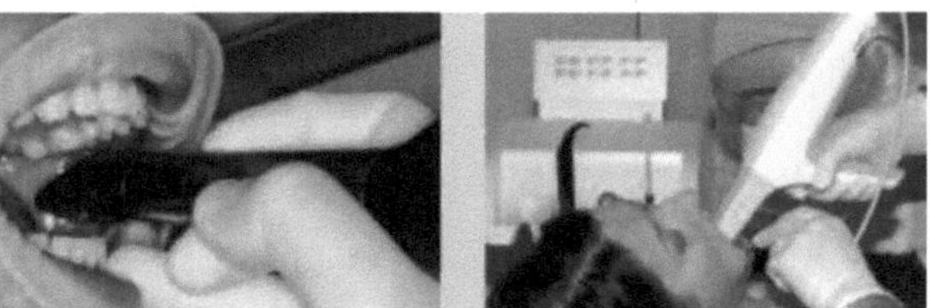

Figura 42: Manuseamento da câmara intra-oral[39]

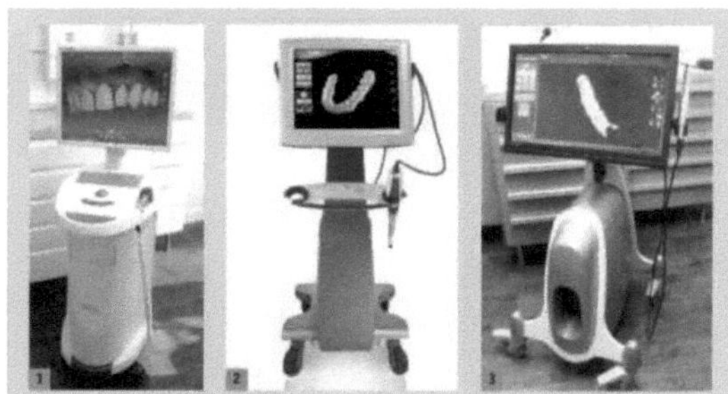

Figura 43: Sistemas de impressão ótica

Esta fase é geralmente efectuada com :

- Emissores de luz incoerente (como os lasers), ou emissores de ondas fora da gama da luz visível.

- Sensores ou receptores específicos para a radiação emitida pelo transmissor utilizado.

- Conversores analógicos/digitais para descodificar a perturbação analógica transmitida pelo sensor e convertê-la num valor digital.

- Filtros de processamento de imagem que formatam valores numéricos num sistema que pode ser compreendido por sistemas de desenho assistido por computador (CAD), como o formato universal "STL".[40]

3.12. Vantagens das impressões ópticas

- Exatidão dos dados obtidos

- Resultados inalteráveis

- A impressão pode ser acrescentada ou corrigida em qualquer altura

- Eliminação das etapas de desinfeção e embalagem

- Otimizar a comunicação com o laboratório
- Conforto do doente
- Melhor compreensão do plano de tratamento pelo paciente
- Poupa tempo e simplifica o trabalho da equipa de cuidados [26]

As impressões digitais e a tecnologia CAD/CAM oferecem uma melhor adaptação marginal do que as criadas com técnicas convencionais(12,55).

De acordo com o estudo de Yuzbasioglu et al (12), concluímos que :

- A técnica de moldagem digital é mais eficiente do que a técnica de moldagem convencional. O tempo total de tratamento para a técnica de moldagem convencional foi mais longo do que para a técnica de moldagem digital.
- A técnica de impressão digital é a preferida e a mais eficaz, de acordo com a perceção dos sujeitos.
- O conforto de tratamento da técnica de moldagem digital é superior ao da técnica de moldagem convencional quando efectuada por um operador experiente.

A investigação avaliou a exatidão dos métodos de moldagem convencionais e digitais.

Os resultados mostraram que, dos sistemas de pegada e materiais comparados, os que apresentaram o melhor desempenho foram o CEREC

E parece que a precisão das impressões digitais está ao mesmo nível que a dos métodos de impressão convencionais para a realização de facetas. Por conseguinte, ambas as técnicas podem ser utilizadas.

Em conclusão, as impressões ópticas permitem uma melhor adaptação marginal das facetas (12).

4. Ferramentas de seleção de cores digitais

Todos os dispositivos de medição da cor são constituídos por um detetor, um condicionador de sinal e um software que processa o sinal para tornar os dados mais utilizáveis no consultório ou laboratório dentário.

Espectrofotómetros, colorímetros e sistemas de imagem têm sido utilizados para resolver problemas de correspondência visual. [44][45]Desta forma, permitem melhorar a precisão da medição, comunicação e reprodução da cor no laboratório, aumentando assim a eficiência e a precisão das nossas restaurações estéticas · .

4.1 Câmaras digitais e sistemas de imagem

Os dispositivos mais recentes utilizados para igualar as cores dentárias baseiam-se na tecnologia das câmaras digitais.

Em vez de focar a luz numa película para criar uma reação química, as câmaras digitais gravam imagens utilizando dispositivos de carga acoplada, que compreendem milhares ou mesmo milhões de minúsculos elementos sensíveis à luz chamados fotossistemas.

Fornecem uma imagem completa e exacta da superfície do dente, que também é útil para o mapeamento de cores. Para obter uma imagem a cores, a maioria dos sensores utiliza filtragem para examinar a luz nas suas três cores primárias de forma semelhante.

Existem várias formas de registar as três cores numa câmara digital. As câmaras de melhor qualidade utilizam três sensores separados, cada um com um filtro diferente. A luz é direcionada para as diferentes combinações de filtro/sensor através da colocação de um divisor de feixe na câmara. [18][46]O divisor de feixe permite que cada sensor veja a imagem simultaneamente ' .

4.2 Colorímetro

Os colorímetros medem a cor (tonalidade, luminosidade e saturação) tal como é percepcionada pelo olho humano em condições fixas de iluminação e de observação e filtram a luz nas zonas vermelha, verde e azul do espetro visível. Os seus principais elementos ópticos são a fonte luminosa, a esfera de integração e o detetor (três ou quatro filtros). São considerados menos precisos do que os espectrofotómetros. Os colorímetros não correspondem exatamente às funções do observador padrão e não conservam uma sensibilidade adequada para os baixos níveis de luminosidade.

[18,16]Medem a quantidade de luz absorvida globalmente, ao passo que os espectrofotómetros medem a quantidade de luz absorvida por um comprimento de onda específico (figura 46).

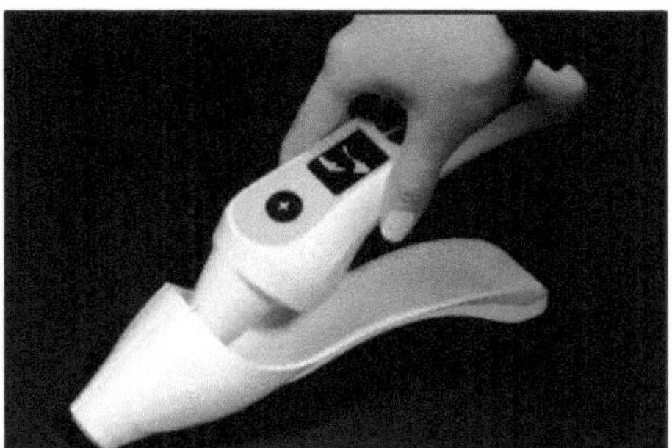

Figura 44: Colorímetro Shade Star [47]

4.2.1　Visão de sombra

Este é um colorímetro de imagem.

Consiste num dispositivo portátil com a sua própria fonte de luz e um ecrã de cristais líquidos para fácil posicionamento no dente.

A imagem completa do dente é fornecida utilizando três bases de dados separadas: a gengiva, o terço médio e o terço incisal (Figura 47).

[47]A função de teste virtual permite testar a reprodução de cores durante a produção.

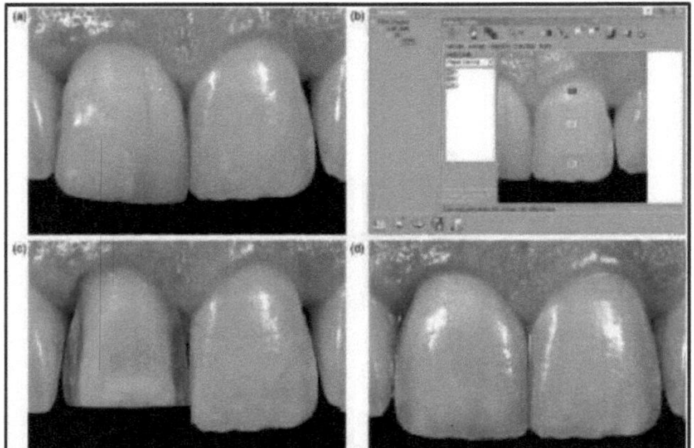
Figura 45: Aplicação ShadeVision para escolher a cor da faceta em 11 [47]

4.3   Espectrofotómetro

Trata-se de um fotómetro que mede a intensidade em função da cor, ou mais precisamente do comprimento de onda.

Um espetrofotómetro contém uma fonte de radiação ótica, um meio de dispersão da luz, um sistema de medição ótica, um detetor e um meio de converter a luz obtida num sinal que pode ser analisado.

Em geral, as fontes são difractadas e vários comprimentos de onda passam através da fenda de entrada e da amostra a testar. O detetor converte a intensidade da luz num determinado comprimento de onda num sinal elétrico, que é depois amplificado e apresentado num ecrã ou num gráfico.

Medem a quantidade de energia luminosa reflectida por um objeto em intervalos de mais de 25 nm ao longo do espetro visível.

É aconselhável utilizar um espetrofotómetro para medir a cor com precisão. Um colorímetro fornece uma medição global da luz absorvida, enquanto um espetrofotómetro mede a luz absorvida em diferentes comprimentos de onda. Os espectrofotómetros são fiáveis e precisos ao longo do tempo [≡,i8,46,47].

4.3.1   Espectrofotómetro dentário intra-oral VITA Easy Shade (VES)

Trata-se de um dispositivo portátil de seleção de cores (Figura 48).

O VITA Easy Shade é composto por uma unidade de base e uma peça de mão ligadas por um cabo de fibra ótica. A peça de mão contém uma sonda de fibra ótica que ilumina e recebe luz de um dente e um microprocessador para comunicação com a unidade de base. Ilumina uma área de 5 mm de diâmetro na superfície do dente. [47]Antes da medição, deve ser selecionado um modo de medição (dente, coroa ou amostra de cor).

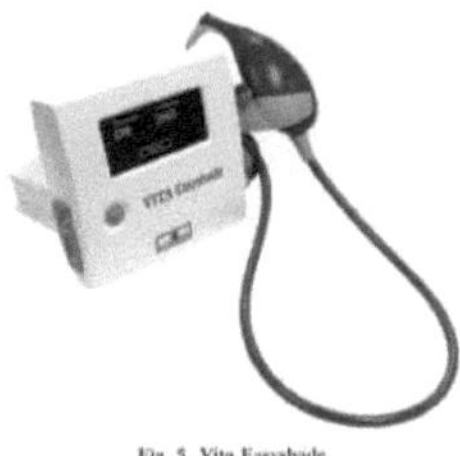

Figura 46: Espectrofotómetro EasyShade [47]

4.3.2.   Sombra X

O Shade-X é também um espetrofotómetro compacto e sem fios para medições pontuais com uma sonda de 3 mm de diâmetro (Figura 49).

[47]O Shade-X utiliza duas bases de dados para fazer corresponder a cor da dentina (mais opaca) e das áreas incisais do dente (mais translúcidas).

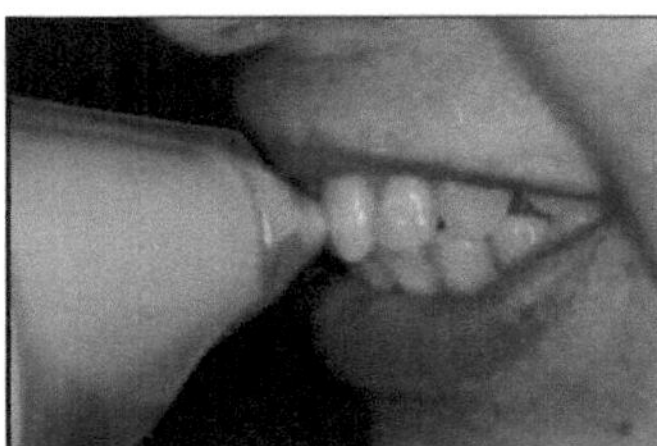

Figura 47: Aplicação clínica do espetrofotómetro Shade-X [47]

4.3.3.   Micro-sombra

Este é o espetrofotómetro de imagem a cores para medicina dentária mais complexo em termos de design e o mais complicado em termos de hardware. É o único que combina a imagem digital a cores com a análise espectrofotométrica. A peça de mão é relativamente grande em comparação com os modelos de sondas de contacto, e o posicionamento pode ser complicado.

Possui um computador interno com software de análise e um sistema de orientação para o posicionamento do dente (Figura 50).

O software contém referências de guias de cores para a maioria dos sistemas cerâmicos e outros podem ser adicionados.

Uma imagem digital do dente, o mapa de cores e os dados colorimétricos podem ser transmitidos eletronicamente ou impressos para o laboratório.

Fornece cor em três zonas distintas, cervical, medial e incisal, e fornece informações detalhadas sobre a cor.
A verificação virtual pode ser efectuada através deste sistema. [47]

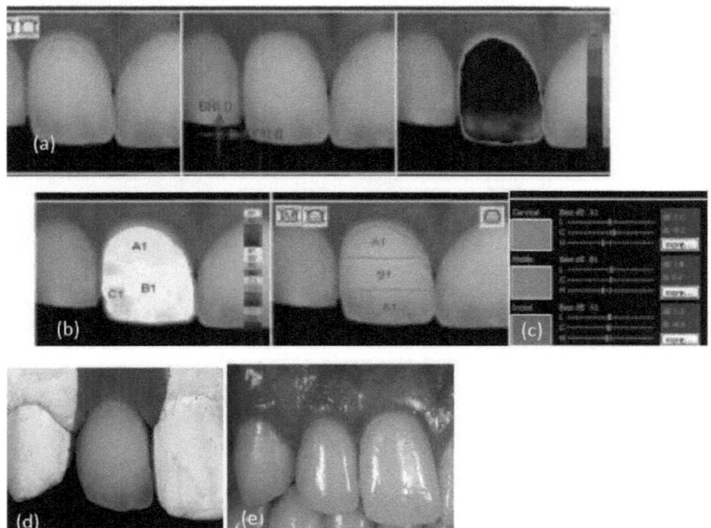

⁴⁷Figura 48: Aplicação clínica do SpectroShade Micro, .

5. Auxiliares de colagem digital: otimizar a precisão da colagem

Um dos factores que influenciam a adaptação marginal das facetas e o seu aspeto estético final é a colagem.

[28]O resultado estético e a durabilidade podem ser afectados se forem cometidos erros durante esta fase do tratamento.

5.1. Colagem de facetas de cerâmica utilizando orientação 3D

A colagem de facetas sempre foi uma técnica delicada e uma tarefa difícil, especialmente se tiverem de ser colocadas várias facetas ao mesmo tempo.

O risco de deslocar, rodar ou não colocar corretamente as facetas até à linha de acabamento são problemas clínicos comuns.

Todas as restaurações parciais de cerâmica, particularmente as facetas, dependem

47

da colagem como meio de retenção.

[49]Da Silva et al., em 2021, criaram um guia de ligação ou uma chave de reposicionamento impressa em 3D que permite :

1. Manter as facetas após a colocação, especialmente se forem necessários ajustes.

2. Facilitar o protocolo adesivo na superfície interna de todas as restaurações ao mesmo tempo.

3. Estabilizar as restaurações durante o processo de colagem intra-oral. Esta técnica ajuda os profissionais a facilitar a colagem de facetas de cerâmica: -Depois de as facetas terem sido experimentadas na boca, é feita uma impressão ótica e é gerado um ficheiro STL com a faceta final no lugar. (Figura 51 e 52).

[49]Com base no modelo digital da faceta final, é concebida uma guia impressa em 3D (Figura 53).

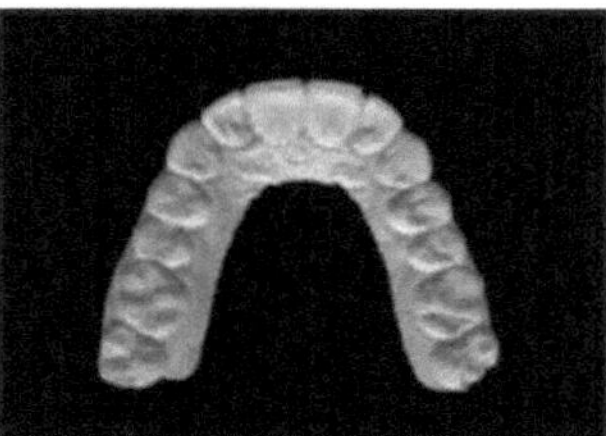

Figura 49: Vista oclusal do modelo digital com as facetas colocadas [49]

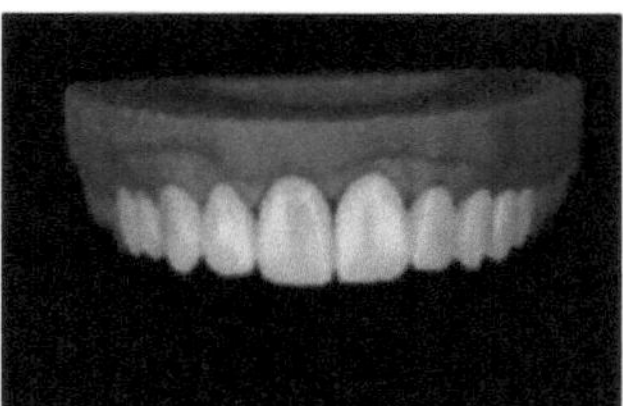

Figura 50: Vista frontal das facetas maquinadas num modelo impresso em 3D

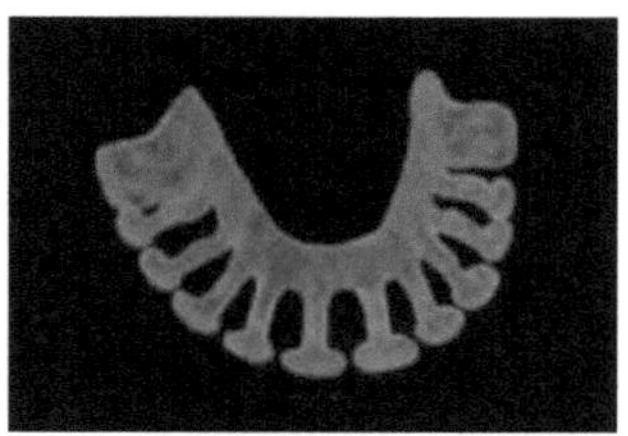

Figura 51: O guia impresso em 3D

-Asseguramos que os suportes oclusais e palatinos dos molares de todos os outros dentes

(Figura 53).

-Foram também concebidas extensões de suporte inciso-bucal côncavas

individuais para cada faceta, para as manter no lugar após a colocação. (Figura 53).

-A guia foi validada e impressa com uma resina flexível que permite que todas as

facetas sejam colocadas individualmente com diferentes eixos de inserção.

-Verificamos se a guia se ajusta ao modelo impresso com as facetas no sítio.

(Figura 54)

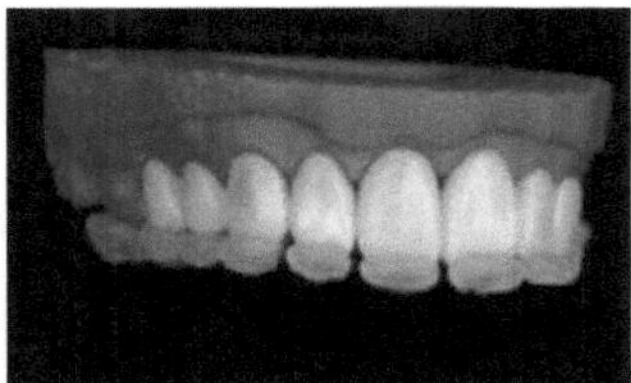

Figura 52: Verificação do ajuste da moldeira impressa em 3D no modelo impresso em 3D com as facetas no sítio [49]

As facetas foram colocadas a seco, verificando individualmente o ajuste interno e

os contactos interproximais.

Uma vez ajustadas as facetas e verificada a cor com um gel de prova, a guia

impressa em 3D foi colocada intra-oralmente para assegurar um bom ajuste - O

adesivo foi aplicado com um microbrush nos bordos incisais das facetas, nas

pontas dos cúspides e na superfície interna das extensões incisal-bucal da tala.

Foi aplicada uma pequena quantidade de resina composta fluida na concavidade de

cada extensão inciso-bucal da guia e estas foram fixadas e fotopolimerizadas

durante 20 s nas facetas individualmente, uma de cada vez (Figura 55).

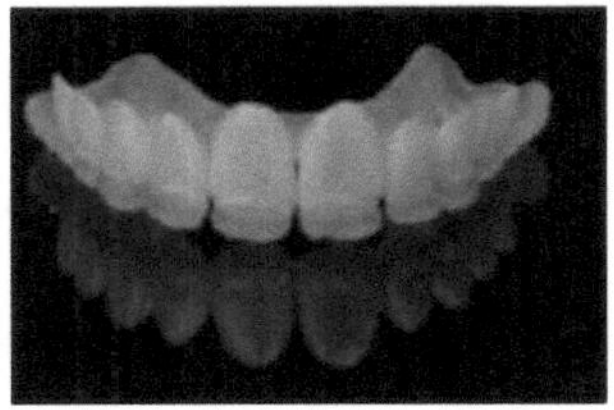

Figura 53: Vista frontal das facetas coladas na moldeira impressa em 3D[49]

-Foi confirmada a ausência de qualquer excesso de resina composta fluida. (Figura 56).

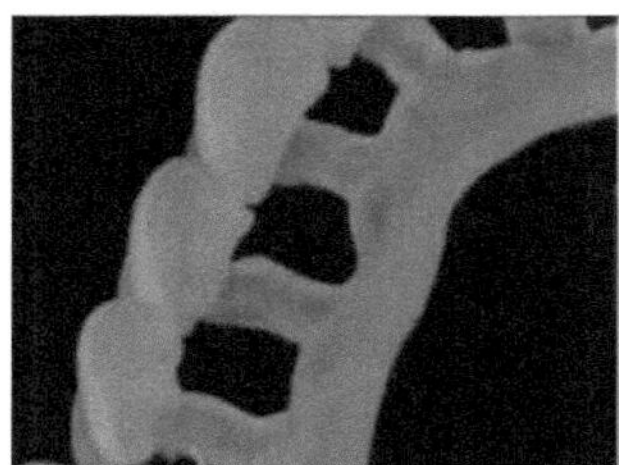

Figura 54: Vista pormenorizada para verificar se a resina composta fluida não penetrou na superfície interna das facetas[49]

-Depois de as facetas terem sido temporariamente coladas à guia 3D, a sua superfície interna é tratada, tal como a face do dente preparado.

Foi aplicado cimento de resina fotopolimerizável na superfície interna das facetas e a guia impressa em 3D foi colocada em posição, assegurando que os apoios oclusais/palatais estavam corretamente ajustados.

-Uma vez no sítio, cada faceta foi colocada individualmente, pressionando a extensão inciso-bucal. (Figura 57).

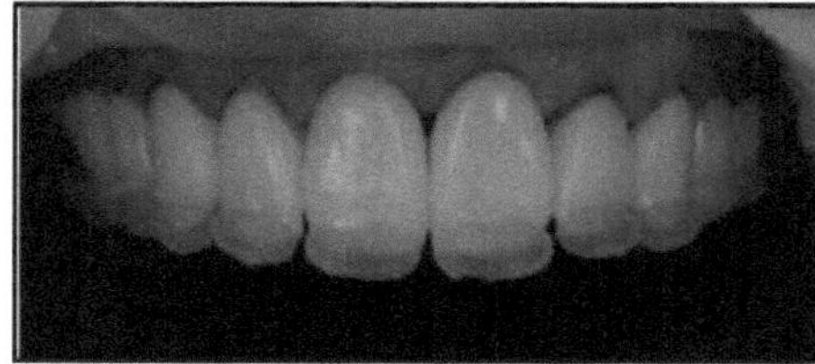

Figura 55: Vista frontal intra-oral da moldeira impressa em 3D com as facetas prontas para serem coladas com adesivo [49]

-Todo o excesso de cimento foi removido com uma micro-escova fina e foi utilizado fio dentário para limpar a área interproximal.

Depois de cada faceta ter sido fotopolimerizada durante 10 segundos, o guia de posicionamento 3D foi removido para facilitar o processo de limpeza da superfície palatina.

-Depois de as facetas terem sido coladas, o dique é removido e a oclusão é verificada. [49]A chave de silicone é utilizada para verificar a espessura e o volume da superfície vestibular.

A microscopia (do grego scopein "ver" e micro "pequeno") é definida como a ação de observar objectos ou entidades de tamanho muito pequeno, utilizando instrumentos de ampliação, em particular o microscópio, inventado no século XVI por Galileu. Existem geralmente dois tipos de instrumentos de ampliação, também conhecidos como auxílios ópticos, utilizados em medicina dentária: lupas e microscópios operatórios [50].

1. Definição de auxílios ópticos

Os auxílios ópticos incluem todos os dispositivos destinados a corrigir as deficiências visuais, a prevenir ou reduzir as desvantagens ou a compensar as incapacidades visuais. [51]São colocados entre os olhos do operador e o campo operatório para facilitar a cirurgia, alargando o campo de visão.

1.1.   O conceito de ampliação

A ampliação divide-se em três categorias:
- Ampliação reduzida (3x - 8x)

É adequada para orientar o dente e posicionar a broca ou a ponta ultra-sónica. Este nível de ampliação é utilizado nas lupas, que permitem a realização de procedimentos simples com competência. (Figuras 58 e 59).

- Ampliação média (8x - 16x)

É normalmente utilizado em procedimentos endodônticos não cirúrgicos e cirúrgicos, uma vez que oferece um campo de visão e uma profundidade de campo aceitáveis. É utilizado para procedimentos complexos, como a reparação de perfurações, a recuperação de partes de instrumentos fracturados e procedimentos cirúrgicos que exigem maior precisão. (Figura 60).

- Ampliação elevada (16x - 30x)

É utilizada principalmente para exames em grande plano e caraterísticas anatómicas minúsculas, como o orifício calcificado de um canal e pequenas fissuras.

A imagem abaixo mostra o efeito do aumento dos níveis de ampliação, desde a visão até x4 (Figura 61) (31,23).

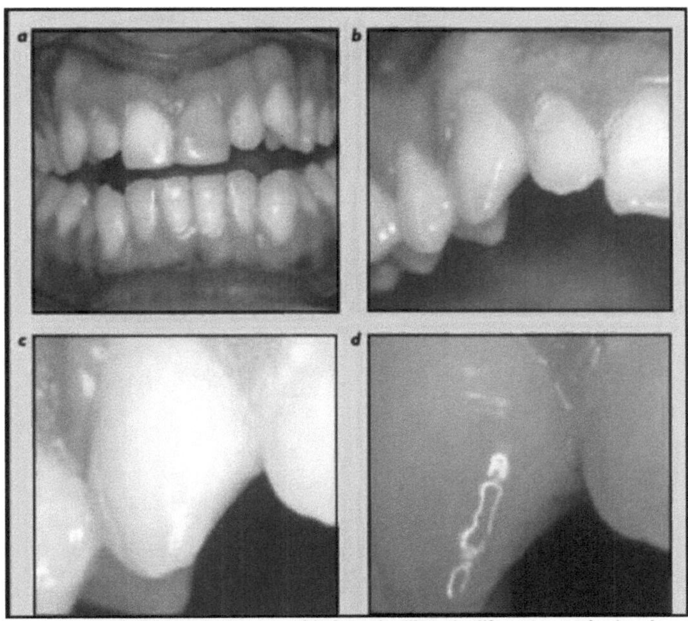

Figura 56: Vista da mesma cavidade oral utilizando diferentes potências de ampliação (23).
a:Sem assistência
b: ampliação x2
c : Ampliação x3
d : ampliação de x4.

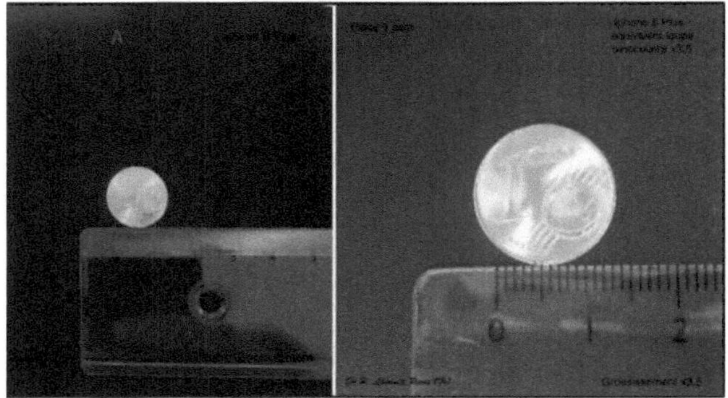

Figura 57: A: A olho nu B: Ampliação X 3,5 [54]

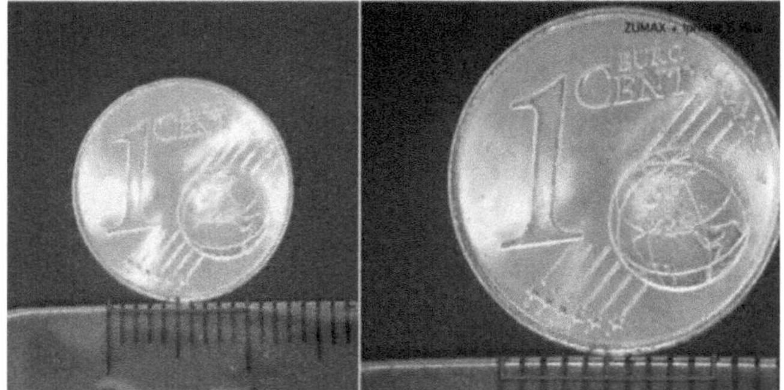

Figura 58: Ampliação X10 versus ampliação X15 [54]

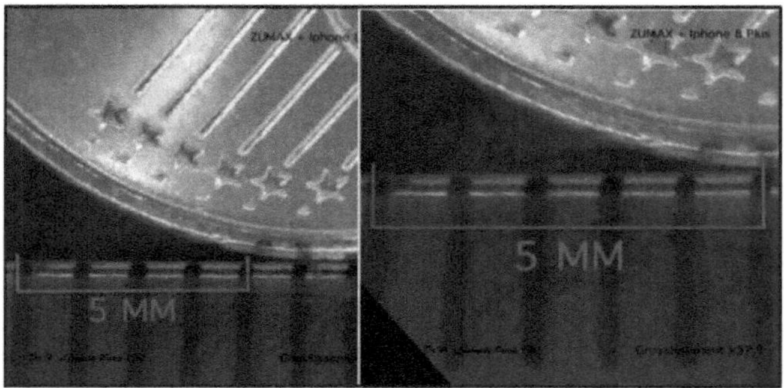

Figura 59: Ampliação de X25 versus ampliação de X37,5 [54]

2. Microscópios operacionais

2.1.   Definição

O microscópio operatório é um instrumento que permite ao médico operador iluminar e ampliar a área a ser tratada durante a cirurgia, de modo a que todas as suas estruturas, que de outra forma seriam difíceis de observar a olho nu, possam ser vistas com precisão.

Em medicina dentária, o microscópio operatório é um instrumento ótico que permite ao dentista ver uma imagem estereoscópica das estruturas minúsculas no local da cirurgia. Esta imagem é de alta qualidade, iluminada e ampliada até 10 vezes mais do que com as lentes de aumento utilizadas pela maioria dos dentistas.

[9]É inegável que a sua utilização permite a realização de procedimentos dentários com uma precisão inigualável.

2.2.   História

O microscópio operatório apareceu pela primeira vez na medicina e, mais particularmente, nas disciplinas em que se efectuam microcirurgias, como a oftalmologia e a neurocirurgia.

O primeiro sistema de ampliação utilizado no domínio da medicina foi desenvolvido pela empresa alemã Zeiss no início da década de 1920. Tratava-se de um microscópio ótico monocular com ampliação IOx que era utilizado em microcirurgia pela empresa alemã Holmegreen. Foi então que surgiu a ideia de desenvolver um sistema para simular a visão estereoscópica (ou visão binocular).

Em 1953, a Zeiss apresentou o primeiro estereomicroscópio OPMI 1, que dispunha de iluminação co-axial e da possibilidade de variar a distância de trabalho.

Durante muitas décadas, o microscópio foi utilizado em vários campos médicos e cirúrgicos, mas só recentemente, há cerca de 40 anos, foi introduzido no campo da medicina dentária por dois dentistas franceses, o Dr. Boussens e o Dr. Ducamin (43).

O primeiro microscópio operatório real em medicina dentária foi desenvolvido pela equipa do Dr. Howard na escola de Harvard (Figura 62).

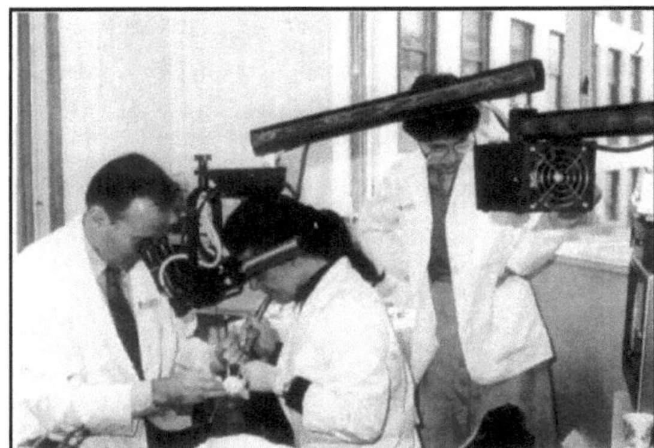

Figura 60: O dentiscópio, o primeiro microscópio operacional em medicina dentária, desenvolvido na Universidade de Havard: Os profissionais trabalham sob o dentiscópio com uma ampliação de X7 e os estudantes assistem ao procedimento em direto na televisão.

A sua aplicação começou no domínio da tendodontia, tendo-se estendido rapidamente aos domínios da cirurgia oral e periodontal. Recentemente, a dentisteria de restauração e a dentisteria protética também puderam beneficiar das suas vantagens.

Como resultado, os tratamentos protéticos são de maior qualidade, oferecendo um conforto muito maior tanto para o médico como para o paciente, e são também mais respeitadores do ambiente.

Tudo isto faz parte da mesma lógica: "Podes fazer o que consegues ver": uma melhor visão equivale a uma melhor prática.

As universidades, os cursos de formação avançada e as sessões de formação contínua incluem mesmo o microscópio como ferramenta de aprendizagem.

Nas próteses fixas, os técnicos de laboratório utilizaram inicialmente o primeiro estereomicroscópio para evidenciar os limites da preparação e o acabamento dos bordos (Figura 63) (1,11).

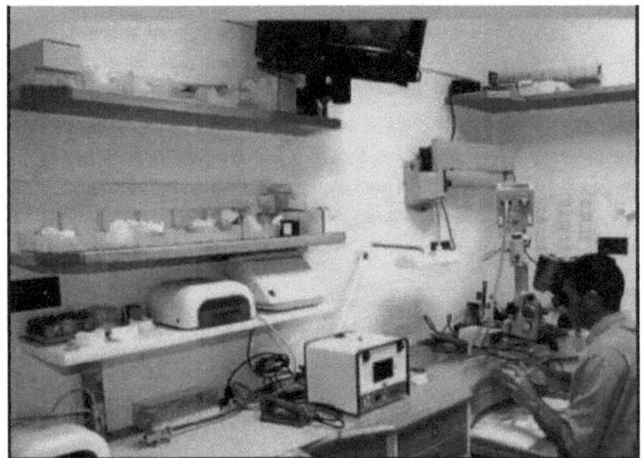

Figura 61: Utilização do microscópio no laboratório de prótese [58]

Devido à atenção ao pormenor exigida, a utilização de sistemas de ampliação na prática quotidiana continua a aumentar.

2.3.   Componentes do microscópio

2.3.1.   Princípio ótico de um microscópio

O microscópio operatório é constituído por um sistema ótico complexo de lentes, que permite uma visão binocular e estereoscópica, com uma ampliação total de 4 a 40 vezes.

Ao contrário das lupas binoculares, os dois feixes principais atingem a retina do observador em paralelo (Figura 64), pelo que não há necessidade de convergência. Isto resulta num esforço mínimo para os músculos oculares.

[51]Os microscópios actuais são concebidos de acordo com a estereoscopia galileana: por outras palavras, cada olho percepciona uma imagem distinta do objeto através da lente objetiva.

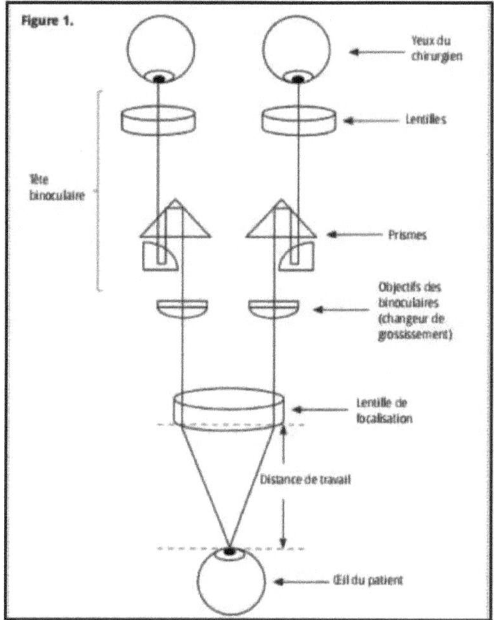

Figura 62: Estereomicroscópio de Galileu [59]

## 2.3.2.	Os componentes

Um microscópio operatório é constituído por :

2.3.2.1. O óculo

A função da ocular é ampliar a imagem formada no tubo binocular. Existem oculares com ampliações de 10x, 12,5x, 16x e 20x.

Ao escolher uma ocular, não é apenas a ampliação que é importante, mas também o tamanho do campo de visão.

As oculares modernas oferecem a possibilidade de corrigir as anomalias da visão do operador numa gama de -8 a +8 dioptrias. Esta correção diz respeito apenas às anomalias de convergência do olho, sendo necessário continuar a usar óculos em caso de astigmatismo (Figura 65) (9,19,33,).

2.3.2.2. O tubo binocular

Existem dois tipos de tubos: rectos e angulares.

Os tubos rectos permitem a observação paralela ao eixo do microscópio, enquanto os tubos angulares permitem a observação num ângulo de 45 graus em relação a esse eixo.

Existem microscópios com tubos ajustáveis, também conhecidos como tubos binoculares, com um ângulo de observação ajustável de forma contínua.

[51]Em medicina dentária, por razões ergonómicas, apenas é considerado o tubo giratório, que oferece um ajuste de ângulo de 0° a 180° sem paragem (Figura 65).

2.3.1.1. O objetivo

Permite projetar a luz da fonte de iluminação sobre o campo operatório, graças a duas deflexões sucessivas por prismas, criando uma iluminação coaxial.

O seu objetivo é focar os raios de luz. [51]Em medicina dentária, são geralmente recomendadas lentes de 20 cm (Figura 65).

2.3.1.2. Ocular de demonstração ou de observação

É possível ter uma ocular de demonstração e um tubo de observação secundário. Isto permite que 1 ou 2 observadores secundários sigam o exame ou procedimento sem perturbar a visão estereoscópica do observador principal (Figura 65) 5i.

2.3.1.3. O alterador de ampliação

Também conhecido como trocador de Galileu, é constituído por um cilindro que contém um sistema de dois telescópios, cada um deles composto por uma lente convergente e uma lente divergente, oferecendo diferentes factores de ampliação.

Combinando o seletor de ampliação com as objectivas e oculares correspondentes, é possível obter uma série crescente de ampliações de 0,5 a 2,5 rodando simplesmente o rolo.

[51]Esta função pode ser activada por um pedal ou por um interrutor rotativo manual

na caixa do microscópio (Figura 65).

2.3.1.4. Sistema de iluminação

O sistema de iluminação é uma vantagem importante do microscópio operatório. Os microscópios operatórios estão equipados com espelhos de luz fria que eliminam os raios infravermelhos. Esta radiação térmica poderia aquecer inesperadamente o campo operatório.

[51]Num microscópio oftálmico, a luz é geralmente coaxial e segue a mesma trajetória que a imagem para evitar sombras .

2.3.1.5. A distância

A distância de trabalho é a distância entre a lente de focagem e o ponto focal do sistema ótico. Este valor fixo é determinado pela distância focal da lente de focagem selecionada. A sua escolha depende do tipo de operação

[59]É essencial definir com precisão a distância interpupilar do utilizador para garantir uma visão estereoscópica adequada do campo operatório.

2.3.1.6. O stand

Um microscópio operatório é uma peça de equipamento volumosa. A sua configuração pode variar em função da disposição do consultório dentário, de modo a torná-lo o mais ergonómico possível para o dentista.

Pode ser montado numa base ou, de preferência, pendurado no teto, como o candeeiro de trabalho, ou montado na parede. Neste caso, o modelo ProErgo, da Zeiss, possui caraterísticas avançadas que tornam a sua utilização mais prática (foco variável, travões electromagnéticos controlados por um simples toque do dedo para auxiliar o movimento da cabeça, luz de alta intensidade, etc.). (Figura 66) (19, 61).

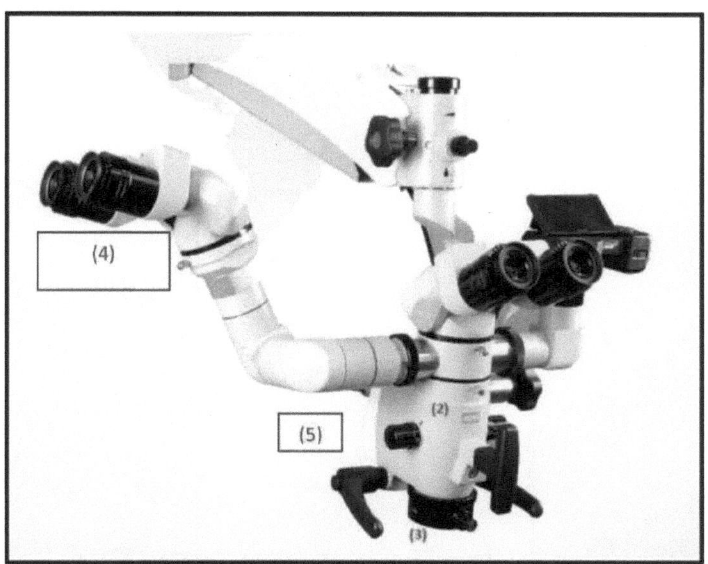

Figura 63: Componentes do microscópio operatório
"1 :a ocular,2 :o tubo do binóculo,3 :a objetiva,4 :a ocular de demonstração ou de observação,5 :o alterador de ampliação [59]

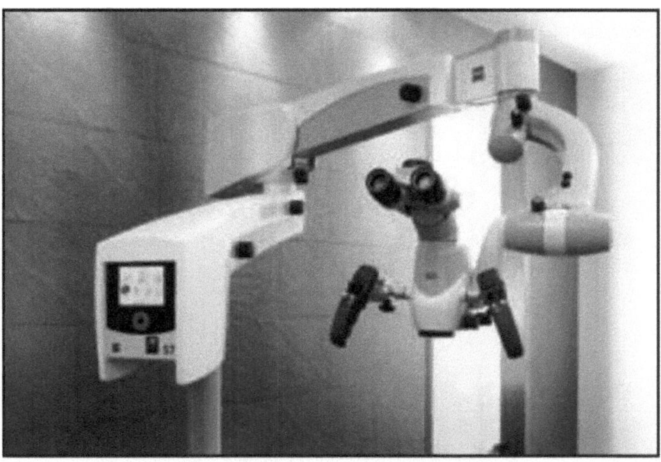

Figura 64: Microscópio operatório Zeiss ProErgo [59]

- Suporte móvel :

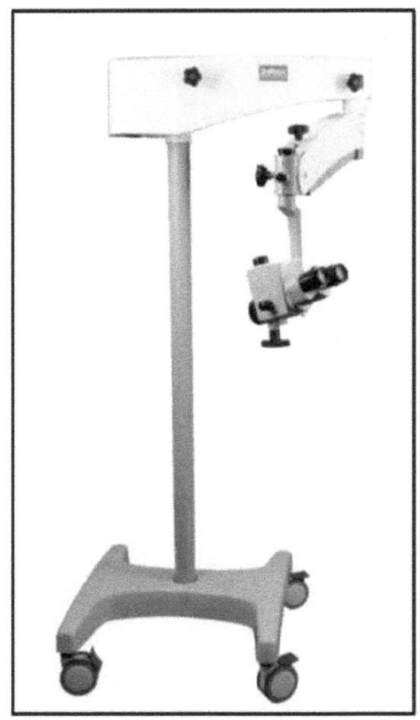

Figura 65: Microscópio operatório dentário Zumax OMS 2350 [61]

- Suporte de parede

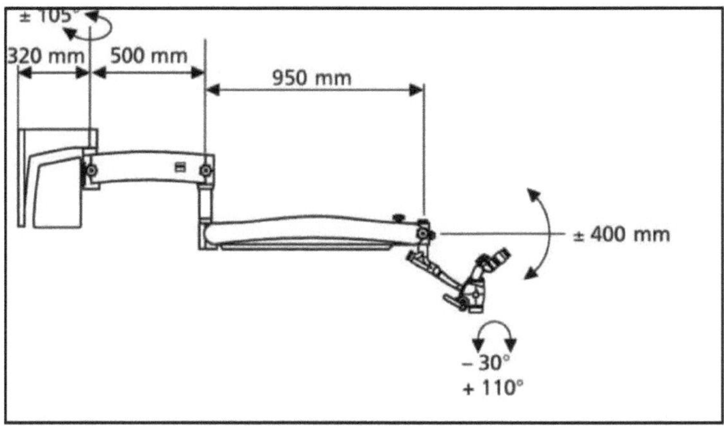

Figura 66: Suporte de parede [62]

- Suporte para montagem no teto

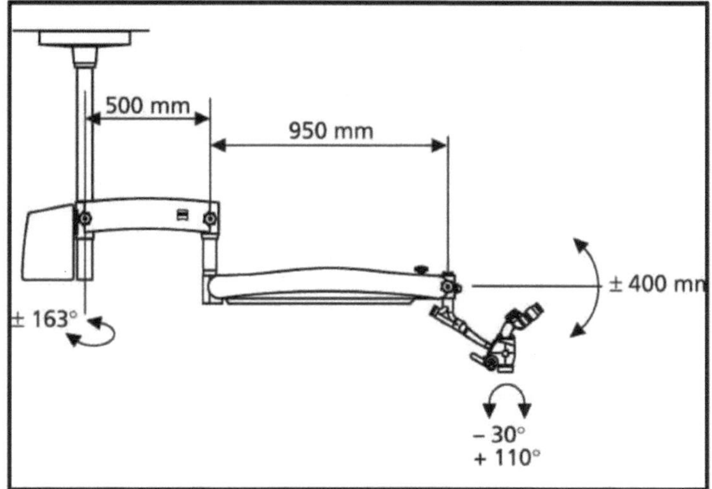

Figura 67: Suporte montado no teto [62]

Estas duas últimas configurações ocupam um espaço mínimo em comparação com as primeiras.

2.4.   As caraterísticas desejáveis de um microscópio

O microscópio clínico ideal para restauração pode ter muitas variações, mas são necessárias várias caraterísticas essenciais:

➢ Montagem estável: A estabilidade do microscópio é uma caraterística importante que ajuda a evitar micromovimentos do instrumento, que perturbam a imagem visual do operador durante a utilização.

➢ Um braço suficientemente longo para aumentar confortavelmente a distância entre a lente de focagem e o campo operatório.

➢ Ótica excelente assegurada por uma gama de ampliações disponíveis: estes níveis de ampliação variáveis oferecem ao médico uma flexibilidade ilimitada para otimizar a acuidade visual em todas as situações clínicas, bem como uma focagem precisa, uma iluminação coaxial e protecções contra a luz.

➢ Idealmente, o microscópio deve ser posicionado à esquerda do doente, no caso dos destros, e aproximadamente ao nível da anca.

➢ Capacidade de regulação: Esta capacidade não só permite uma maior flexibilidade na dimensão vertical, como também permite que o corpo do microscópio seja posicionado em vários eixos, mantendo uma posição confortável para os olhos binoculares.

➢ A presença de um filtro fotopolimerizador é útil para aplicações de restauração de materiais sensíveis à luz sob visão assistida por microscópio durante os procedimentos de adesão e colagem. O filtro permite ao dentista visualizar o campo com luz adequada em materiais compósitos sensíveis à luz sem a frustração de uma polimerização prematura.

➢ Para os profissionais que pretendem documentar procedimentos, os meios audiovisuais oferecem uma configuração ideal para a documentação em todo o campo de visão.

➢ O microscópio permite trabalhar em várias posições sem comprometer a ergonomia do operador. Utilizando o microscópio, o dentista pode adotar uma postura totalmente fisiológica, com a cabeça vertical em relação à coluna vertebral, para um conforto ótimo. Ao trabalhar com o microscópio, o dentista olha diretamente para a frente, em vez de olhar para o campo operatório, e pode, portanto, manter uma posição vertical, o que elimina quaisquer curvas não fisiológicas na coluna vertebral (8, 43, 47).

2.5. As vantagens do microscópio ótico para os revestimentos cerâmicos

➢ Adaptação mais precisa das facetas (Figura 70).

➢ Redução da pressão mental e física sobre os profissionais.

➢ Controlo da quantidade de redução durante a preparação dos dentes e minimização da exposição da dentina, especialmente no caso de facetas de cerâmica.

➢ Potência de iluminação melhorada que elimina todos os ângulos mortos no campo de visão e evita o problema das sombras, proporcionando uma melhor perceção dos detalhes.

➢ A capacidade de documentar os procedimentos clínicos. A maioria dos microscópios cirúrgicos pode ser equipada com uma câmara ou um telemóvel, o que permite registar os procedimentos operacionais. (Figura 71).

➢ Melhorar a qualidade global do tratamento.

➢ O conforto e a motivação do dentista.

➢ Evitar danos iatrogénicos permite ao dentista ser extremamente preciso nos seus movimentos enquanto utiliza instrumentos rotativos agressivos.

➢ Facilidade de observação do espaço marginal horizontal entre as próteses e os pilares [2,5,14,50,64]

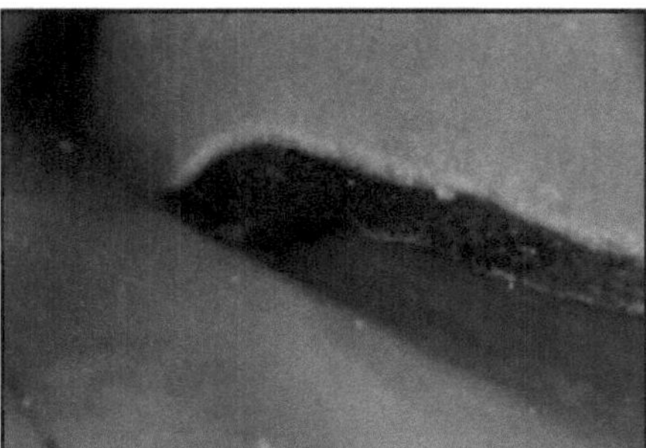

Figura 68: Durante uma sessão de ajuste, um espaço marginal excessivo entre a coroa e o dente pode ser observado ao microscópio e imediatamente documentado. [50]

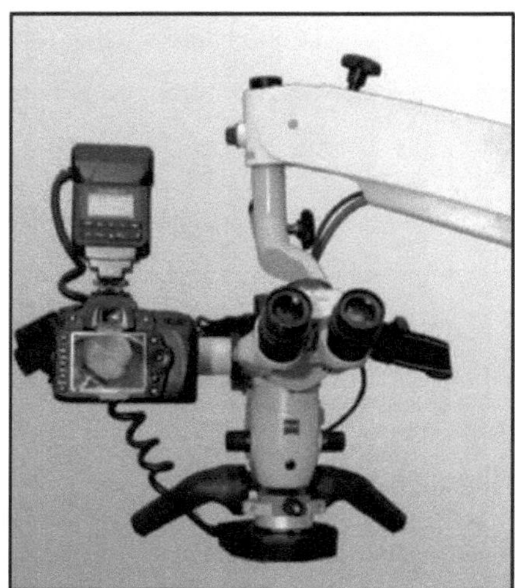

Figura 69: Um microscópio Nikon D90 e um Flash de anel Sigma instalado num microscópio Zeiss Pico [50]

2.6.   Os limites do microscópio ótico

As limitações incluem o elevado custo deste equipamento e a formação específica necessária para o utilizar.

O campo de visão limitado com uma ampliação elevada também pode ser visto como uma desvantagem para alguns procedimentos, uma vez que a focagem e a área de interesse se perdem facilmente durante o movimento do doente.

[64]O ponto mais importante é que deve existir um sistema de referência tridimensional (3D) mensurável sob o campo de visão microscópico.

2.7.   Manutenção do microscópio

> ➢ É importante manter o microscópio num local seco, fresco e bem ventilado para evitar a formação de fungos nos componentes ópticos, como as lentes.

> ➢ Recomendamos a limpeza das ópticas uma vez por semana, seguindo as instruções de limpeza das superfícies ópticas.

➢ É aconselhável cobrir o microscópio com uma proteção contra o pó quando não está a ser utilizado. As coberturas de vinil são preferíveis, uma vez que não soltam fiapos, ao contrário das coberturas de tecido. No entanto, não é aconselhável utilizá-las em ambientes húmidos, pois podem reter a humidade, aumentando o risco de crescimento de fungos.

➢ As superfícies externas devem ser limpas com um pano húmido embebido em água quente com sabão.

➢ O pedal deve ser coberto com um saco de plástico transparente ou uma tampa para evitar que fluidos cirúrgicos e produtos de limpeza danifiquem os seus componentes electrónicos .

➢ [59]Antes de utilizar o microscópio, verificar se o braço de suspensão pode ser mantido no lugar para garantir que não cai sobre o doente.

3. Lupas

Estes são os sistemas de ampliação mais utilizados em medicina dentária. Oferecem uma ampliação variável de 1,5x a IOx.

As lupas têm uma série de caraterísticas em comum:

- Um grau de ampliação.
- Visão binocular com a ótica a convergir para a distância focal.
- [56]A necessidade de convergência e de adaptação dos olhos do operador .

3.1.   Princípios ópticos das lupas

Há uma série de princípios ópticos especificamente relacionados com as lupas que são importantes para o médico

- O campo de visão
- Profundidade de campo
- [65]A declinação ou ângulo de observação (figura 72).

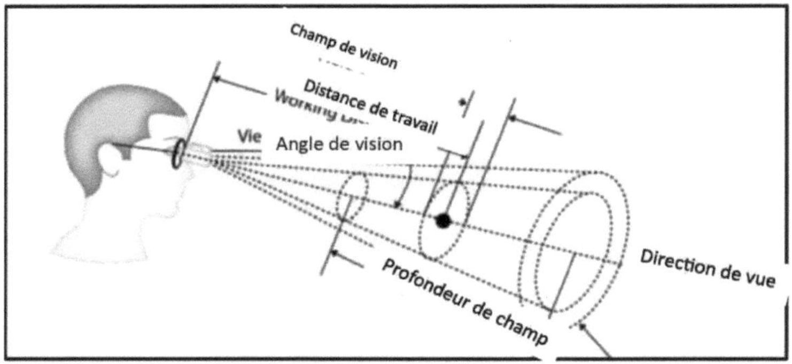

Figura 70: Terminologia ótica[65]

- O campo de visão :

A largura do campo é o tamanho da área de funcionamento quando vista através das lupas. Está relacionada com o diâmetro do telescópio, a conceção ótica, a distância da lente, o olho e a potência de ampliação. [66]Quanto maior for a potência, mais pequeno é o campo.

- Profundidade de campo :

A profundidade de campo refere-se à capacidade do sistema de lentes para manter a focagem em objectos próximos e distantes sem ter de mudar de posição. [65]À medida que a ampliação aumenta, a profundidade de campo diminui, até ao ponto em que apenas uma pequena parte do objeto pode ser focada.

- O ângulo de declinação :

Trata-se do ângulo em que uma lente é posicionada em relação a uma linha de referência horizontal que vai da anca superior da orelha até à ponte do nariz e que determina a linha de visão. Na utilização, quanto maior for o ângulo em relação a esta linha, maior será a inclinação do pescoço necessária para ver o objeto.

[65]De um ponto de vista ergonómico, é essencial assegurar que este ângulo seja correto, para minimizar a tensão no pescoço, costas e ombros .

3.2.   Os diferentes tipos de lupas

Os diferentes tipos de lupas utilizadas em medicina dentária :

- Lupas simples :

- Lupas galileanas,
- [50]Lupas keplerianas .

3.2.1.   Lupas simples ou lupas para óculos

A lente de ampliação para óculos é o tipo de lente de ampliação mais simples e mais económico. Este tipo de ampliação é uma extensão dos óculos de leitura, que são efetivamente óculos de baixa potência. Têm a vantagem de serem mais baratos e mais fáceis de utilizar, mas o seu poder de ampliação é limitado. Estas lupas utilizam um sistema de ampliação simples perto do olho sujeito a aberrações.

[5367]Por razões ópticas, a distância ao objeto diminui com o aumento da ampliação (Figura 73,74,75) ·.

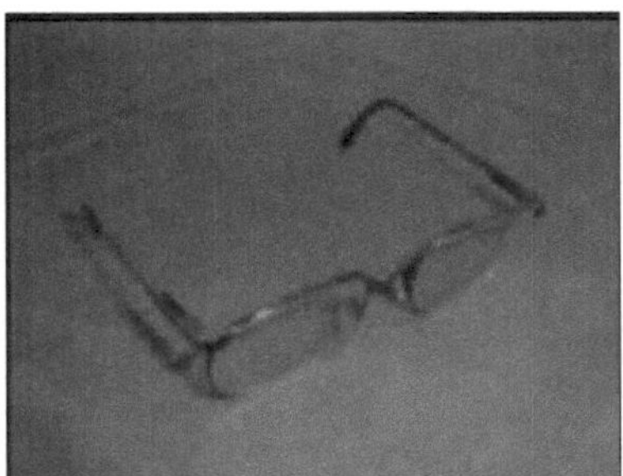

Figura 71: Lente de aumento simples em armações de óculos [53]

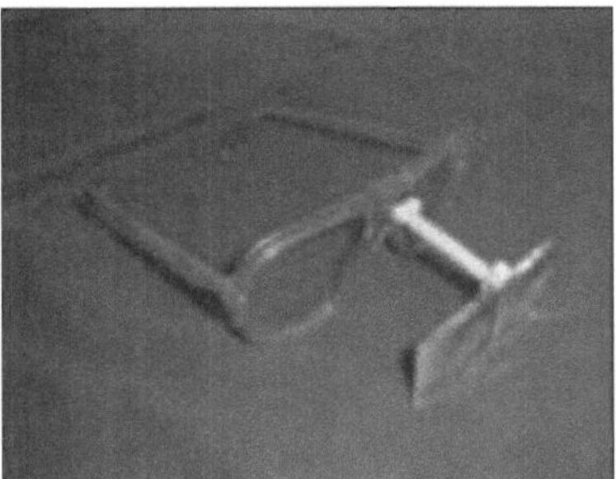

Figura 72: Lupa fixada na armação do telescópio [53]

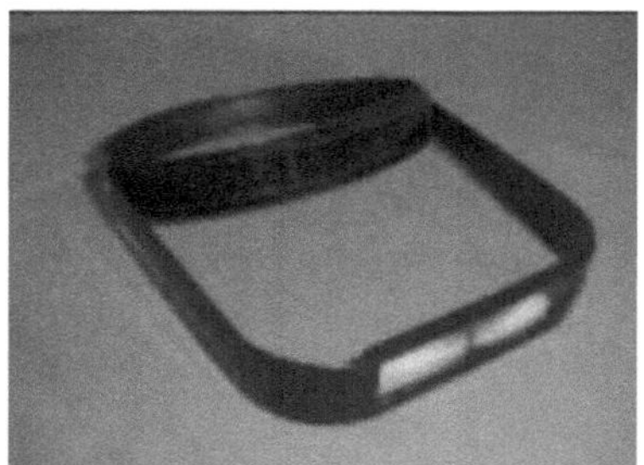

Figura 73: Lupa fixada numa fita para a cabeça [53]

3.2.2. Lupas galileanas

Também conhecidas como lupas telescópicas Galileanas (figuras 76 e 77), as lupas Galileanas são o tipo de lupa mais comummente utilizado em medicina dentária. Têm uma forma cónica típica

O telescópio Galileu é constituído por duas lentes: uma ocular côncava e uma objetiva convexa.

Princípio :

O princípio ótico do telescópio de Galileu consiste em produzir um efeito semelhante ao de uma lupa grossa.

O sistema ótico é constituído por uma combinação de lentes convexas e côncavas, cuja distância de trabalho pode ser ajustada de acordo com as necessidades ergonómicas. O olho recebe os feixes de luz que formam a imagem, os quais passam pelas zonas periféricas do sistema galileano, provocando distorções e aberrações. (Figura 78).

Embora o fator de ampliação esteja fisicamente limitado a 2,5 ×, é possível obter uma ampliação superior, até 3,5 ×, mas com compromissos ópticos (campo de visão limitado, margens desfocadas).

Outro aspeto a ter em conta é que todos os sistemas de lentes galileanas produzem um efeito de auréola na periferia do campo visual que, em alguns casos, pode ser incómodo (Figuras 71 e 72) 60,65,67_.

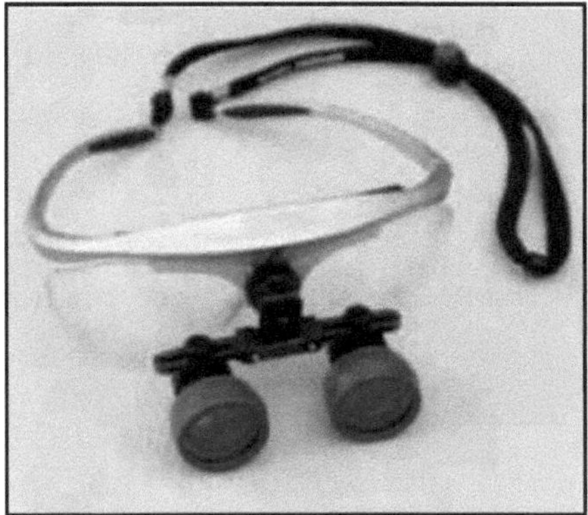

Figura 74: Lupa de Galileu [65]

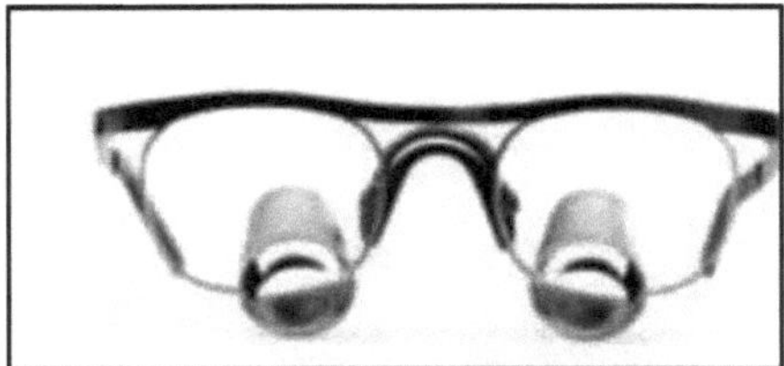

Figura 75: Lupa de Galileu através de lentes [65]

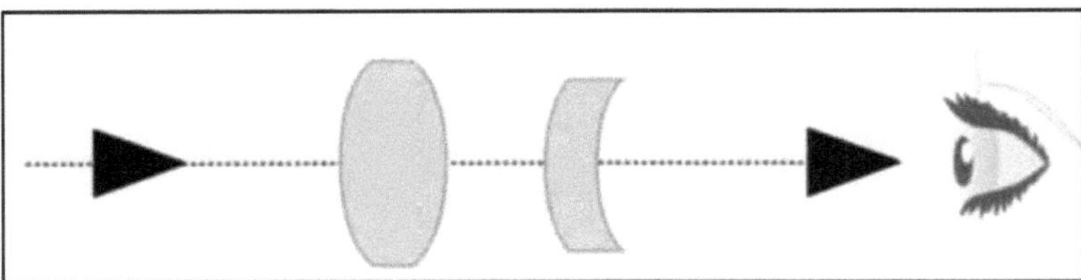

Figura 76: Princípio das lupas de Galileu [65]

3.2.3.   Lupas de prisma kepleriano

Princípio: No sistema ótico de Kepler, o princípio ótico é tal que o raio principal passa sempre pelo centro da lente, formando assim um verdadeiro diafragma no campo de visão, onde as aberrações são pouco perceptíveis. (Figura 79). Estas lupas são compostas por várias lentes convergentes e permitem obter diferentes ampliações e distâncias de trabalho. Oferecem um bom compromisso entre a ampliação e a profundidade de campo, bem como a largura de campo e o ângulo de convergência binocular. São essenciais para uma visão estereoscópica relaxada.

Estas lupas proporcionam uma ampliação de melhor qualidade, campos de visão mais amplos e maior profundidade de campo. Podem ser utilizadas em todos os níveis de ampliação.

As lupas keplerianas são as mais potentes e um capacete ajuda a reduzir o desconforto causado pelo seu peso e ótica longa. As desvantagens prendem-se com o facto de serem mais pesadas, terem canos longos e serem mais caras (Figura 80) (1, 19, 28, 50).

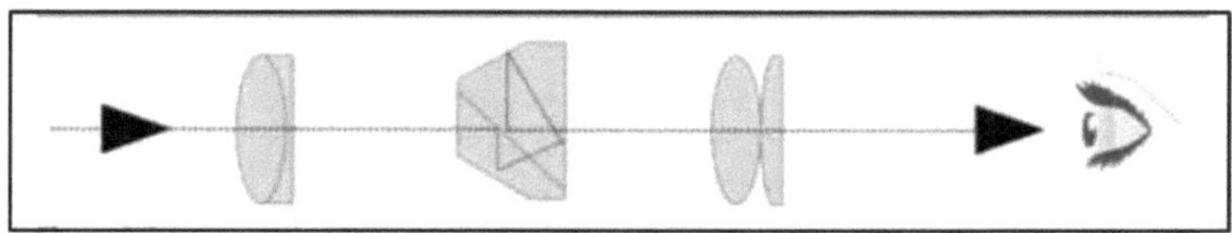

Figura 77: Princípio das lupas Keplerianas [65]

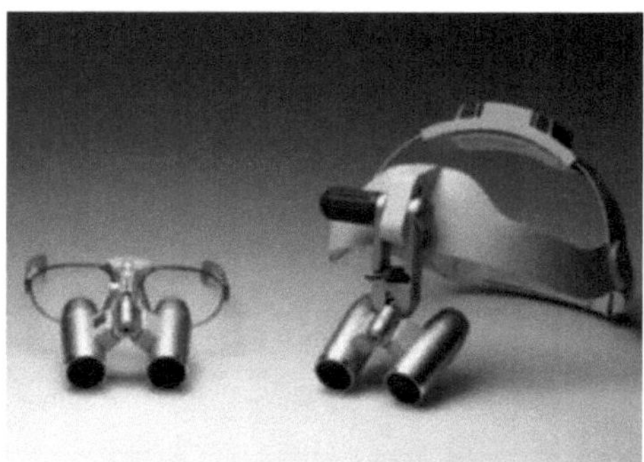

Figura 78: Lupas Keplerianas [65]

3.3.   Lupas Galileanas ou Keplerianas?

Ao escolher uma lente de ampliação, existe sempre um compromisso entre a ótica e a ergonomia. Uma imagem brilhante e altamente ampliada significa peso extra, menor profundidade de campo e um campo de visão limitado. De um modo geral, a utilização de lupas melhorou a acuidade visual. As lupas keplerianas eram muito superiores às lupas galileanas. Em todos os grupos etários, proporcionam uma deteção de pormenores significativamente melhor, com um aumento de 200% a 400% em comparação com o olho nu. Isto deve-se tanto ao fator de ampliação mais elevado como às propriedades ópticas superiores das lupas keplerianas em comparação com os sistemas galileanos. [67]As lupas galileanas oferecem principalmente vantagens ergonómicas para os profissionais, ao mesmo tempo que podem compensar quase completamente a presbiopia no grupo etário ≥40 anos (Figura 81 e 82).

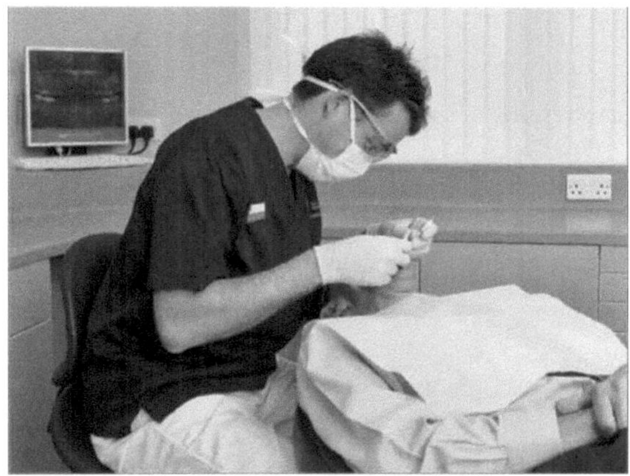
Figura 79: Postura sem ajuda ótica[68]

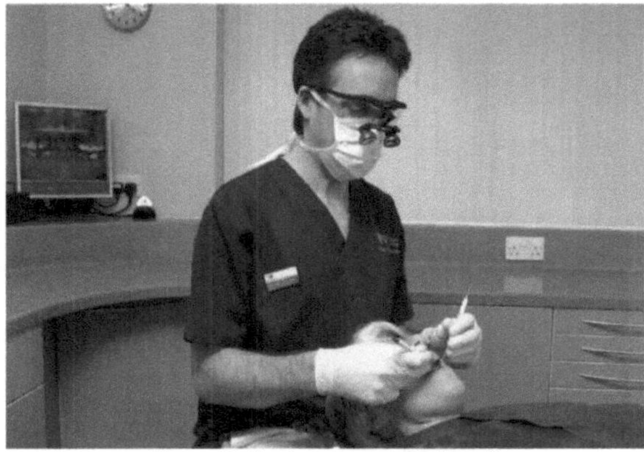
Figura 80: Postura com ajuda ótica [68]

3.4.   Vantagens em relação ao microscópio operatório

- As lupas dentárias são menos dispendiosas do que os microscópios cirúrgicos.
- [64]Fácil de utilizar sem grandes alterações na imagem.

3.5.   Desvantagens

- As lupas oferecem uma visibilidade convergente: As duas ópticas das lupas têm o seu eixo longo a convergir para um ponto correspondente à distância focal. Como resultado, os olhos têm de seguir o mesmo trajeto e adaptar-se, o que leva à fadiga ocular quando utilizadas durante longos períodos. Isto exerce pressão sobre os músculos oblíquo e medial direito do globo ocular, bem como sobre os músculos ciliares da córnea.
- As lupas oferecem uma única ampliação, inferior à fornecida pelo microscópio clínico.
- Com o olhar sempre dirigido para o campo operatório, o cirurgião tem a coluna vertebral curvada de forma não fisiológica, nomeadamente a nível cervical, e tem de ativar um grande número de músculos paravertebrais para manter esta postura.
- As lupas não podem fornecer luz. Esta luz só é possível se for complementada por um sistema de iluminação. [250]Isto aumenta o seu custo e peso e é prejudicial para o conforto do doente · .

Conclusão

As facetas cerâmicas representam uma opção de tratamento estético fiável e duradoura graças aos avanços significativos registados neste campo nos últimos vinte anos. Estes avanços melhoraram significativamente a durabilidade, a estética e a fiabilidade das facetas cerâmicas, proporcionando aos pacientes soluções estéticas e funcionais de alta qualidade.

A utilização de auxílios ópticos melhora a precisão e a qualidade dos procedimentos de revestimento e permite que os dentistas realizem tratamentos mais previsíveis. A precisão do profissional é consideravelmente melhorada graças a uma visão óptima do campo operatório, o que aumenta a taxa de sucesso e garante que os pacientes beneficiem de resultados estéticos excepcionais, preservando o máximo possível da sua estrutura dentária natural e um belo sorriso permanente. As melhorias nas ajudas ópticas, nas fontes de luz e o aparecimento de dispositivos de focagem automática estão a tornar a medicina dentária em geral, e a criação bem sucedida de facetas de cerâmica em particular, ainda mais fácil, mas a utilização óptima de ferramentas digitais e microscópicas ainda requer uma certa quantidade de aprendizagem e conhecimento profundo por parte do profissional. [10] [42] [65] [69]A formação neste domínio continua a ser necessária para melhorar o tratamento das facetas como uma técnica delicada e uma tarefa árdua.

Referências

1. **Aboalshamat K, Daoud O, Mahmoud LA et al.**

   Práticas e atitudes em relação às lupas dentárias e sua relação com as perturbações músculo-esqueléticas entre os médicos dentistas.

   Int J Dent 2020;2020:1 -7.

2. **ALGhazali N, Laukner J, Burnside G, Jarad FD, Smith PW, Preston AJ.**

   Uma investigação sobre o efeito de pastas de prova, cimentos de resina não curados e curados na cor geral de restaurações de facetas cerâmicas: um estudo in vitro. *J Dent 2010;38:78-86.*

3. **AlSaleh S, Labban M, AlHariri M, Tashkandi E.**

   Avaliação da capacidade de auto-correspondência de cores de estudantes de medicina dentária utilizando meios visuais e instrumentais.

   J Dent 2012;40:82-7.

4. **Bergen SF, McCasland J.**

   Iluminação do consultório dentário e discriminação da cor dos dentes.

   J Am Dent Assoc 1977;94:130-4.

5. **Borse S, Chaware S.**

   Análise e seleção da cor do dente em prótese dentária: uma revisão sistemática e meta-análise.

   J Indian ProsthodontSoc 2020;20:131 -40.

6. **Brewer JD, Wee A, Seghi R.**

   Avanços na correspondência de cores.

   Dent CHn North Am 2004;48:341-58.

7. **Bud MG, Pop OD, Cîmpean S.**

   Benefícios da utilização da ampliação nas especialidades dentárias - uma revisão narrativa.

   Med Pharm Rep 2023;96:254-7.

8. **Bud M, Jitaru S, Lucaciu O et al.**

   As vantagens do microscópio operatório dentário na dentisteria restauradora.

   Med Pharm Rep 2020;9(1):1-6.

9. **Burkhardt R.**

Novas direcções na cirurgia plástica periodontal.

Mens Swiss Med Dent 1999;109:650-5.

10. **Caponi L, Raslan F, Roig M.**

Fabrico de uma guia de redução dentária gerada facialmente para preparações minimamente invasivas: uma técnica dentária.

J Prosthet Dent 2022;127:689-94.

11. **Carr GB.**

Microscópios em endodontia.

J Calif Dent Assoc 1992;20:55-61.

12. **Carvalho TF, Lima JFM, De-Matos JDM et al.**

Avaliação da exatidão dos métodos convencionais e digitais de obtenção de impressões dentárias.

IntJ Odontostomatol 2018;12:368-75.

13. **Cazier S, Moussally C.**

Descrição dos diferentes sistemas de impressão digital.

Rev OdontStomat 2013;42:107-18.

14. **Cho SH, Nagy WW.**

Guia de redução labial para preparação de facetas laminadas.

J Prosthet Dent 2015;114:490-2.

15. **Christensen GJ.**

As impressões digitais eliminarão os problemas actuais das impressões convencionais?

JAm DentAssoc 2008;139:761-3.

16. **Chu SJ, Trushkowsky RD, Paravina RD.**

Instrumentos e sistemas de coloração dentária. Revisão dos aspectos clínicos e de investigação.

J Dent 2010;38:2-16.

17. **Cicciù M, Fiorillo L, D'Amico C et al.**

Sistemas de impressão digital 3D comparados com técnicas tradicionais em medicina dentária: uma revisão sistemática de dados recentes.

Materiais 2020;13(8):1-18.

18. **Corcodel N, Helling S, Rammelsberg P, Hassel AJ.**

Efeito metamérico entre os dentes naturais e os separadores de cor de uma escala de cores.

Eur J Oral Sci 2010;118:311-6.

19. **Cordero I.**

Compreensão e manutenção de um microscópio em funcionamento.

Rev Sante OculaireComm 2016;13:20-1.

20. **Derbabian K, Marzola R, Donovan TE, Arcidiacono A.**

A ciência de comunicar a arte da medicina dentária estética. Parte III: Comunicação exacta da cor.

J Esthet Restor Dent 2001;13:154-62.

21. **El-Mowafy O, El-Aawar N, El-Mowafy N.**

Facetas de porcelana: uma atualização.

Dent Med Probl 2018;55:207-11.

22. **Etienne O, Hajtò J.**

Materiais cerâmicos em próteses sem metal.

Cah Prothèse 2011;155:5-13.

23. **Forgie AH.**

Ampliação: O que está disponível e será útil para a sua prática clínica?

Dent Update 2001;28:125-30.

24. **Gracis S, Thompson V, Ferencz J, Silva N, Bonfante E.**

Um novo sistema de classificação para materiais de restauração totalmente cerâmicos e semelhantes a cerâmica.

IntJ Prosthodont 2016;28:227-35.

25. **Haddad HJ, Jakstat HA, Arnetzl G et al.**

O género e a experiência influenciam a qualidade da correspondência de sombras?

J Dent 2009;37:40-4.

26. **Hamlett K.**

A arte da cimentação de facetas.

Alpha Omegan 2009;102:128-32.

27. **Hampé-Kautz V, Salehi A, Senger B, Etienne O.**

Um estudo comparativo in vivo de novos procedimentos de correção da cor.

IntJ Comput Dent 2020;23:317-23.

28. **James T, Gilmour AS.**

Lupas de ampliação na prática dentária moderna: uma atualização.

Dent Update 2010;37:633-6

29. **Juggins KJ.**

Produtos e práticas actuais: Quanto maior, melhor: Pode a ampliação ajudar a

prática clínica ortodôntica?

J Orthod 2006;33:62-6.

30. **Liberato WF, Barreto IC, Costa PP, De Almeida CC, Pimentel W,
Tiossi R.**

Comparação entre a correspondência visual, o scanner intra-oral e o

espetrofotómetro da cor: um estudo clínico.

J Prosthet Dent 2019;121:271-5.

31. **Low JF, Dom TN, Baharin SA.**

Ampliação em endodontia: uma revisão da sua aplicação e aceitação entre os

profissionais de medicina dentária.

Eur J Dent 2018;12:610-6.

32. **Magne P, Belser UC.**

Nova abordagem de preparação de laminados de porcelana orientada por um

modelo de diagnóstico.

J Esthet Restor Dent 2004;16:7-16.

33. **Mamoun J, Wilkinson ME, Feinbloom R.**

Aspectos técnicos e utilização clínica das lupas cirúrgicas binoculares

keplerianas e galileanas utilizadas em medicina dentária ou em medicina.

Surg Dent Ergonomic Loupes 2013;10(2):1-11.

34. **Marques S, Ribeiro P, Gama C, Herrero-Climent M.**

Preparação de facetas guiada digitalmente: uma técnica dentária.

J Prosthet Dent 2022;4(2):1 -6.

35. **Massironi D, Pascetta R, Romeo G.**

Precisão na estética dentária.

Londres: Quintessence Publishing, 2006.

36. **Mohammed AO, Mohammed GS, Mathew M, Alzarea B, Bandela V.**

Seleção da cor em medicina dentária estética: uma revisão.

Cureus 2022;14(3):1-5.

37. **Ng J, Ruse D, Wyatt C.**

Uma comparação da adaptação marginal de coroas fabricadas com métodos digitais e convencionais.

J Prosthet Dent 2014;112:555-60.

38. **Konate NY, Pesson DM, Kouame KA et al.**

As vantagens do wax-up no desenho de uma restauração protética fixa complexa.

Rev Iv Odonto Stomatol 2017;19(1):33-8.

39. **Paravina RD.**

Avaliação do desempenho de guias de cores dentárias.

J Dent 2009;37:15-20.

40. **Pascotto RC, Benetti AR.**

O microscópio clínico e a faceta composta direta.

Oper Dent 2010;35:246-9.

41. **Peng M, Li C, Huang C, Liang S.**

Tecnologias digitais para facilitar a reabilitação minimamente invasiva de uma dentição severamente desgastada: uma técnica dentária.

J Prosthet Dent 2021;126:167-72.

42. **Perrin P, Eichenberger M, Neuhaus KW, Lussi A.**

Acuidade visual e dispositivos de ampliação em medicina dentária.

Swiss Dent J 2016;126(3):222 -35.

43. **Reuben HL, Apotheker H.**

Cirurgia apical com o microscópio dentário.

Oral Surg Oral Med Oral Pathol 1984;57:433-5.

44. **Robles M, Jurado CA, Azpiazu-Flores FX, Villalobos-Tinoco J, Afrashtehfar KI, Fischer NG.**

Um inovador guia de redução de dentes impresso em 3D para facetas dentárias de cerâmica precisas.

J Funct Biomater 2023;14(4):1 -9.

45. **Sadaqah NR.**

Folheados laminados cerâmicos: avanços e seleção de materiais.

Open J Stomatol 2014;4:268-79.

46. **Salehi A.**

A faceta cerâmica: uma preparação controlável.

InfDent 2017;5:33-6.

47. **Sheets CG, Paquette JM, Hatate K.**

Mestres da medicina dentária estética: O microscópio clínico numa prática de restauração estética.

J Esthet Restor Dent 2001;13:187-200.

48. **Silva BP, Stanley K, Gardee J.**

Facetas laminadas: Pré-planeamento e tratamento utilizando preparação dentária guiada digitalmente.

J Esthet Restor Dent 2020;32:150-60.

49. **Silva BP, Mahn Arteaga G, Mahn E.**

Colagem adesiva previsível guiada por 3D de facetas de porcelana utilizando moldeiras impressas em 3D.

J Esthet Restor Dent 2021;33:692-701.

50. **Sitbon Y, Attathom T, St-Georges AJ.**

Medicina dentária de intervenção mínima II: Parte 1. Contribuição do microscópio operatório para a medicina dentária.

Br Dent J 2014;216:125-30.

51. **Soenen A, Pia JP, D'incau E.**

Impressões convencionais versus impressões ópticas.

Inf Dent 2015;29:2-7.

52. **Sola-Ruiz MF, Faus-Matoses I, Del Rio Highsmith J, Fons-Font A.**

Estudo da topografia, rugosidade e microinfiltração da superfície após

preparação dentária com diferentes instrumentos.

Int J Prosthodont 2014;27:530-3.

53. **Yassmin F, Dent A.**

A utilização de guias de controlo fabricadas digitalmente na preparação de

facetas. Um estudo de caso utilizando algoritmos naturais, Digital Smile Design

(DSD) com cerâmica fresada em CAD.

Aust Dent Pract 2020;10(2):148-53.

54. **Yu H, Zhao Y, Li J et al.**

Preparação dentária microscópica minimamente invasiva na restauração

estética: um consenso de especialistas.

IntJ Oral Sci 2019;11:1-11.

55. **Yuzbasioglu E, Kurt H, Turunc R, Bilir H.**

Comparação das técnicas de moldagem digital e convencional: Avaliação da

perceção dos pacientes, conforto do tratamento, eficácia e resultados clínicos.

BMC Oral Health 2014;14:1-7.

56. **Zhang Y, Kelly JR.**

Cerâmica dentária para restauração e revestimento metálico.

Dent Clin North Am 2017;61:797-819.

Referências na Internet

57. **Dicionário Larousse.**

Definições : Precisão [Online].

[Acedido em 22/12/2023], disponível a partir do URL:

https://www.larousse.fr/dictionnaires/francais/pr% C3%A9cision/63354

58. **Maquete digital**

SmileDesign [Online].

[Acedido em 24/12/2023], disponível em URL :

https://www.mowbraydental.com.au/smile-design-digital-mockup.

59. **Dentistry Today.**

Guia de alongamento e redução de coroas impressas em 3D [Online].

[Acedido em 10/01/2024], disponível em URL :

https://www.dentistrytoday.com/3d-printed-crown-lengthening-and-reduction-guide/

60. **O Fil Dentaire.**

O microscópio operatório em endodontia [Em linha].

[Acedido em 10/01/2024], disponível em URL :

https://www.lefildentaire.com/articles/clinique/endodontie/le-microscope-cirurgia endodôntica/

61. **Newmed.**

Microscópio dentário [Online].

[Acedido em 15/01/2024], disponível a partir do URL :

https://newmed.tn/fr/equipements/microscope-et-loupe/microscope-dental/microscópio-dental-oms-2350.html

62. **Tecnologias médicas .**

ZEISS DPMI pico - Microscópio cirúrgico odontológico [Online].

[Acedido em 15/01/2024], disponível a partir do URL :

https://www.zeiss.com/medi tec/en/products/microscopes-operatories/o pmi-pico.html.

63. **Solowy MH.**

Auxiliares ópticos dentários e lupas binoculares [Em linha].

[Acedido em 25/01/2023], disponível a partir do URL: https://www.eye-resolução.fr/3-dentaire.

(1)   Cieslak, S. Facetas com e sem preparação dentária: aspectos actuais.

(2)   Bud, M.; Jitaru, S.; Lucaciu, O.; Korkut, B.; Dumitrascu-Timis, L.; Ionescu, C.; Cimpean, S.;
        Delean, A. The Advantages of the Dental Operative Microscope in Restorative Dentistry. *Med.
        Pharm. Rep.* **2020.** https://doi.org/10.15386/mpr-1662.

(3)   van As, G. A. The Use of Extreme Magnification in Fixed Prosthodontics (A utilização de
        ampliações extremas em prótese fixa).

(4)   Iman, R. Complicações das facetas cerâmicas: uma revisão da literatura nos últimos vinte
        anos.

(5)   Bud, M. G.; Pop, O. D.; Cîmpean, S. Benefits of Using Magnification in Dental Specialties - a
        Narrative Review. *Med. Pharm. Rep.* **2023,** *96* (3), 254-257. https://doi.org/10.15386/mpr-
        2556.

(6)   *Definições: precisão - Dictionnaire defrançais Larousse.*
        https://www.larousse.fr/dictionnaires/francais/pr%C3%A9cision/63354 (acedido em
        2024-03-22).

(7)   Pasceta, R. DOMENICO MASSIRONI, MD, DMD. . e **2004.**

(8)   El-Mowafy, O.; El-Aawar, N.; El-Mowafy, N. Facetas de Porcelana: Uma Atualização. *Dent. Med.
        Probl.* **2018,** *55* (2), 207-211. https://doi.org/10.17219/dmp/90729.

(9)   Etienne, O.; Hajtô, J. Materiais cerâmicos em próteses livres de metal. **2011,** No. 155.

(10)   Sadaqah, N. R. Facetas laminadas de cerâmica: avanços e seleção de materiais. *OpenJ.
        Stomatol.* **2014,** *04* (05), 268-279. https://doi.org/10.4236/ojst.2014.45038.

(11)   Gracis, S.; Thompson, V; Ferencz, J.; Silva, N.; Bonfante, E. Um novo sistema de classificação
        para materiais de restauração totalmente cerâmicos e semelhantes a cerâmica. *Int. J.
        Prosthodont.* **2016,** *28* (3), 227-235. https://doi.org/10.11607/ijp.4244.

(12)   Saint-Jean, S. J. Vidros Dentários e Cerâmica de Vidro. Em *Advanced Ceramicsfor Dentistry;*
        Elsevier, 2014; pp 255-277. https://doi.org/10.1016/B978-0-12-394619-5.00012-2.

(13)   Ny, K.; Dm, P.; Ka, K. INTERESSES DO WAX UP NO DESENHO DE UMA RESTAURAÇÃO
        PROTÉTICA FIXA COMPLEXA. **2017,***19.*

(14)   Yu, H.;Zhao, Y.;Li, J.; Luo, T.; Gao, J.; Liu, H.;Liu, W.; Liu, F.;Zhao, K.; Liu, F.; Ma, C.; Setz, J. M.;
        Liang, S.; Fan, L.; Gao, S.Zhu, Z.; Shen, J.; Wang, J.; Zhu, Z.; Zhou, X. Preparação Microscópica
        Minimamente Invasiva de Dentes na Restauração Estética: Um Consenso de Especialistas. *Int.
        J. OralSci.*
        2019,*11* (3), 31. https://doi.org/10.1038/s41368-019-0057-y.

(15)   AlSaleh, S.; Labban, M.; AlHariri, M.; Tashkandi, E. Avaliação da capacidade de
        correspondência de sombras de estudantes de medicina dentária utilizando meios visuais e
        instrumentais.*J. Dent.* **2012,** *40,* e82-e87. https://doi.Org/10.1016/j.jdent.2012.01.009.

(16)   Derbabian, K.; Marzola, R.; Donovan, T. E.; Arcidiacono, A. A Ciência da Comunicação da Arte
        da Medicina Dentária Estética. Parte III: Comunicação precisa da cor. *J. Esthet. Restor. Dent.*

2001,*13* (3), 154-162. https://doi.Org/10.llll/j.1708-8240.2001.tb00258.x.

(17) Bergen, S. F.; McCasland, J. Dental Operatory Lighting and Tooth Color Discrimination (Iluminação do consultório dentário e discriminação da cor dos dentes). *J. Am. Dent.Assoc.* **1977,** 94(1), 130-134. https://doi.org/10.14219/jada.archive.1977.0264.

(18) Brewer, J. D.; Wee, A.; Seghi, R. Advances in Color Matching. *Dent. Clin. North Am.* **2004,** *48* (2), 341-358. https://doi.Org/10.1016/j.cden.2004.01.004.

(19) Paravina, R. D. Avaliação do desempenho de guias de sombra dentária. *J. Dent.* **2009,** *37,* el5-e20. https://doi.Org/10.1016/j.jdent.2009.02.005.

(20) Corcodel, N.; Rammelsberg, P. Jakstat, H.; Moldovan, O.; Schwarz, S.; Hassel, A. J. O design da guia de sombra linear do Vita 3D-master tem um desempenho tão bom quanto o design original do Vita 3Dmaster. *J. OralRehabil.* **2010,** 37(11), 860-865. https://doi.org/10.1111/j,1365- 2842.2010.02120.x.

(21) Haddad, H. J.; Jakstat, H. A.; Arnetzl, G.; Borbely, J.; Vichi, A.; Dumfahrt, H.; Renault, P.;Corcodel, N.; Pohlen, B.; Marada, G.; De Parga, J. A. M. V.; Reshad, M.; Klinke, T. U.; Hannak, W. B.; Paravina, R. D. Does Gender and Experience Influence Shade Matching Quality? *Dent.* **2009,** *37,* e40-e44. https://doi.Org/10.1016/j.jdent.2009.05.012.

(22) Salehi, A. A faceta cerâmica: uma preparação controlável. **2017.**

(23) Magne, P.; Belser, U. C. Nova abordagem de preparação de laminados de porcelana orientada por uma maquete de diagnóstico. 7. *Esthet. Restor. Dent.* **2004,***16* (1), 7-16. https://doi.org/10.1111/j,1708- 8240.2004.tb00444.x.

(24) Alexandre, D. K. K. KOUAME K A, KONE T, PESSON D M, DIDIA E L, KONATE N Y, DJEREDOU K B. **2014,** *21.*

(25) Hosmalin, R. Conceção e produção de próteses fixas utilizando CAD/CAM indireto.

(26) Soenen, A.; Pia, J.-P. Impressões convencionais versus impressões ópticas. **2015.**

(27) Hamalian, T. A.; Nasr, E.; Chidiac, J. J. Materiais de impressão em prótese fixa: influência da escolha no procedimento clínico: materiais de impressão: uma revisão. *J. Prosthodont.* **2011,** *20* (2), 153160. https://doi.Org/10.llll/j.1532-849X.2010.00673.x.

(28) Hamlett, K. A Arte da Cimentação de Facetas. *Alpha Omegan* **2009,***102* (4), 128-132. https://doi.Org/10.1016/j.aodf.2009.10.008.

(29) ALGhazali, N.; Laukner, J.; Burnside, G.; Jarad, F. D.; Smith, P. W.; Preston, A. J. An Investigation into the Effect of Try-in Pastes, Uncured and Cured Resin Cements on the Overall Color of Ceramic Veneer Restorations: An in Vitro Study. *J. Dent.* **2010,** *38,* e78-e86. https://doi.Org/10.1016/j.jdent.2010.08.013.

(30) Marques, S.; Ribeiro, P.; Gama, C.; Herrero-Climent, M. Preparação de facetas guiada digitalmente: uma técnica dentária. 7. *Prosthet. Dent. 2022,* S002239132200381X. https://doi.Org/10.1016/j.prosdent.2022.04.035.

(31) *Desenho do sorriso /MockUp digital.* Mowbray Dental,
https://www.mowbraydental.com.au/smile- design-digital-mockup (acedido em 2024-03-
22).

(32) Caponi, L.; Raslan, F.; Roig, M. Fabrico de uma guia de redução dentária gerada facialmente
para preparações minimamente invasivas: uma técnica dentária. *J. Prosthet. Dent. 2022,127*
(5), 689-694. https://doi.Org/10.1016/j.prosdent.2020.ll.030.

(33) *Guia de redução e alongamento de coroas impressas em 3D - Dentistry Today.*
https://www.dentistrytoday.com/3d-pnnted-crown-lengthening-and-reduction-guide/
(acedido em 2024-03-22).

(34) Yassmin, F.; Dent, A. A utilização de guias de controlo fabricados digitalmente na preparação
de facetas. Um Estudo de Caso Utilizando Algoritmos Naturais, Digital Smile Design (DSD) com
Cerâmica Fresada em CAD. **2020.**

(35) Robles, M.; Jurado, C. A.; Azpiazu-Flores, F. X.; Villalobos-Tinoco, J.; Afrashtehfar, K. I.; Fischer,
N. G. Um inovador guia de redução de dentes impresso em 3D para facetas de cerâmica
dentária precisas. *J. Fund. Biomater.* **2023,***14* (4), 216. https://doi.org/10.3390/jftl4040216.

(36) Yuzbasioglu, E.; Kurt, H.; Turunc, R.; Bilir, H. Comparação das técnicas de impressão digital e
convencional: avaliação da perceção dos pacientes, conforto do tratamento, eficácia e
resultados clínicos. *BMC OralHealth* **2014,***14* (1), 10. https://doi.org/10.1186/1472-6831-
14-10.

(37) Silva, B. P. D.; Stanley, K.; Gardee, J. Laminate Veneers: Preplanning and Treatment Using
Digital Guided Tooth Preparation. *J. Esthet. Restor. Dent.* **2020,** *32* (2), 150-160.
https://doi.org/10.llll/jerd.12571.

(38) Carvalho, T. F.; Lima, J. F. M.; de-Matos, J. D. M.; Lopes, G. D. R. S.; Vasconcelos, J. E. L. D.;
Zogheib, L. V.; de-Castro, D. S. M. Avaliação da precisão dos métodos convencional e digital de
obtenção de impressões dentárias. *Int. J. Odontostomatol.* **2018,***12* (4), 368-375.
https://doi.org/10.4067/S0718-381X2018000400368.

(39) Cazier, S.; Moussally, C. Descrição dos diferentes sistemas de impressão digital. **2013.**

(40) Duret, F.; Pélissier, B. Diferentes métodos de emprego em CFAO dentário.

(41) Christensen, G. J. Will Digital Impressions Eliminate the Current Problems With Conventional
Impressions? 7 *Am. Dent. Assoc.* **2008,***139* (6), 761-763.
https://doi.org/10.14219/jada.archive.2008.0258.

(42) Cicciù, M.; Fiorillo, L.; D'Amico, C.; Gambino, D.; Amantia, E. M.; Laino, L.; Crimi, S.; Campagna,
P.; Bianchi, A.; Herford, A. S.; Cervino, G. 3D Digital Impression Systems Compared with
Traditional Techniques in Dentistry: A Recent Data Systematic Review (Sistemas de
impressão digital 3D comparados com técnicas tradicionais em odontologia: uma revisão
sistemática de dados recentes). **2020.**

(43) Ng, J.; Ruse, D.; Wyatt, C. Uma comparação do ajuste marginal de coroas fabricadas com
métodos digitais e convencionais. 7. *Prosthet. Dent.* **2014,***112* (3), 555-560.
https://doi.Org/10.1016/j.prosdent.2013.12.002.

(44) Hampé-Kautz, V.; Salehi, A.; Senger, B.; Etienne, O. A Comparative in Vivo Study of New Shade Matching Procedures. *Int. J. Comput. Dent.* **2020,** *23* (4), 317-323.

(45) Liberato, W. F.; Barreto, I. C.; Costa, P. P.; De Almeida, C. C.; Pimentel, W; Tiossi, R. Uma comparação entre a correspondência de tonalidade visual, do scanner intraoral e do espetrofotómetro: um estudo clínico. 7. *Prosthet. Dent.* **2019,***121* (2), 271-275. https://doi.Org/10.1016/j.prosdent.2018.05.004.

(46) Mohammed, A. O.; Mohammed, G. S.; Mathew, M.; Alzarea, B.; Bandela, V. Seleção da cor em odontologia estética: uma revisão. *Cureus* **2022.** https://doi.org/10.7759/cureus.23331.

(47) Chu, S. J.; Trushkowsky, R. D.; Paravina, R. D. Instrumentos e sistemas de correspondência de cores dentárias. Revisão dos aspectos clínicos e de investigação. *J. Dent.* **2010,** *38,* e2-el6. https://doi.Org/10.1016/j.jdent.2010.07.001.

(48) Corcodel, N.; Helling, S.; Rammelsberg, P.; Hassel, A. J. Efeito Metamérico entre os Dentes Naturais e as Abas de Sombra de um Guia de Sombra. *Eur. J. OralSci.* **2010,***118* (3), 311-316. https://doi.Org/10.llll/j.1600-0722.2010.00730.x.

(49) Silva, B. P.; Mahn Arteaga, G.; Mahn, E. Predictable 3D Guided Adhesive Bonding of Porcelain Veneers Using 3D Printed Trays. *J. Esthet. Restar. Dent.* **2021,** *33* (5), 692-701. https://doi.org/10.llll/jerd.12795.

(50) Sitbon, Y; Attathom, T.; St-Georges, A. J. Minimal Intervenhon Denhstry II: Parte 1. Contribuição do Microscópio Operatório para a Dentição. *Br. Dent. J.* **2014,** *216* (3), 125-130. https://doi.org/10.1038/sj.bdj.2014.48.

(51) Burkhardt, R. Novas direcções na cirurgia plástica periodontal. *109.*

(52) Low, J. F.; Dom, T. N. M.; Baharin, S. A. Magnihcahon in Endodonhcs: A Review of Its Applichon and Acceptance among Dental Prachhoners. *Eur. J. Dent.* **2018,***12* (04), 610-616. https://doi.org/10.4103/ejd.ejd_248_18.

(53) Forgie, A. H. Magnihcahon: O que está disponível e ajudará a sua prática clínica? *Dent. Update* **2001,** *28* (3), 125-130. https://doi.Org/10.12968/denu.2001.28.3.125.

(54) *O microscópio operatório em endodontia.* https://www.lefildentaire.com/articles/clinique/endodonhe/le-microscope-operatoire-en-endodonhe/ (acedido em 2024-03-22).

(55) Aboalshamat, K.; Daoud, O.; Mahmoud, L. A.; Attal, S.; Alshehri, R.; Bin Othman, D.; Alzahrani, R. Práticas e atitudes em relação às lupas dentárias e a sua relação com perturbações músculo-esqueléticas entre os médicos dentistas. *Int. J. Dent.* **2020,** *2020,* 1-7. https://doi.org/10.1155/2020/8828709.

(56) Reuben, H. L.; Apotheker, H. Apical Surgery with the Dental Microscope. *OralSurg. Oral Med. OralPathol.* **1984,** 57(4), 433-435. https://doi.org/10.1016/0030-4220(84)90164-6.

(57) Carr, G. B. Microscópios em Endodonhcs. *J. Calif. Dent. Assoc.* **1992,** *20* (11), 55-61.

(58) Massironi, D.; Romeo, G.; Pascetta, R.; Bywaters, L. C.; Goates, B. *Precision in Dental Esthetics:*

Clinical andLaboratory Procedures; Quintessenza Edizioni, 2007.

(59) Cordero, I. Compreensão e manutenção de um microscópio operatório.

(60) Mamoun, J.; Wilkinson, M. E.; Feinbloom, R. Technical Aspects and Clinical Usage of Keplerian and Galilean Binocular Surgical Loupe Telescopes Used in Denhstry or Medicine (Aspectos técnicos e utilização clínica dos telescópios de lupa cirúrgica binocular kepleriana e galileana utilizados em medicina).

(61) *(https://newmed.tn/fr/equipements/microscope-et-loupe/microscope-dentaire/microscope-dental-oms-2350.html) - Pesquisa no Google.* https://www.google.com/search?sca_esv=68ac34d273474b3b&sxsrf=ACQVn09IBI617AINKI J4EA_8IFZNei0PzA:1711135343004&q=(https://newmed.tn/fr/equipements/microscope-et- loupe/microscope-dental/microscope-dental-oms-

2350.html)&tbm=isch&source=lnms&sa=X&ved=2ahUKEwjhlKDyy4iFAxVygP0HHZy7BlUQ0 pQJ egQIDhAB&biw=1366&bih=641&dpr=l#imgrc=rR8_Ve-NiKn0bM (accessed 2024-03-22).

(62) *ZEISS OPMI pico - Microscópio operatório para medicina dentária.* https://www.zeiss.com/meditec/fr/produits/microscopes-operatoires/opmi-pico.html (acedido em 2024-03-22).

(63) Sheets, C. G.; Paquette, J. M.; Hatate, K. Mestrado em Estética: O MICROSCÓPIO CLÍNICO NUMA PRÁTICA RESTAURATIVA ESTÉTICA. *J. Esthet. Restor. Dent.* **2001,***13* (3), 187200. https://doi.Org/10.llll/j.1708-8240.2001.tb00262.x.

(64) Pascotto, R. C.; Beneffi, A. R. O Microscópio Clínico e a Faceta Composta Direta. *Oper. Dent.* **2010,** *35* (2), 246-249. https://doi.org/10.2341/09-118-T.

(65) James, T.; Gilmour, A. S. Magnifying Loupes in Modern Dental Practice: An Update (Lupas de ampliação na prática dentária moderna: uma atualização). *Dent. Update* **2010,** 37(9), 633-636. https://doi.Org/10.12968/denu.2010.37.9.633.

(66) Juggins, K. J. Produtos actuais e prática: quanto maior, melhor: pode o Magnihcahon ajudar a prática clínica ortodôntica? *Orthod.* **2006,** *33* (1), 62-66. https://doi.org/10.1179/146531205225021420.

(67) Perrin, P.; Eichenberger, M. 222 INVESTIGAÇÃO E CIÊNCIA. **2016,***126.*

(68) *Auxiliares ópticos dentários e lupas binoculares - Eye Resolution,* https://www.eye-resoluhon.fr/3-dentaire (acedido em 2024-03-22).

(69) Brunton, P. A.; Aminian, A.; Wilson, N. H. F. Técnicas de preparação de dentes para facetas laminadas de porcelana. *Restorative Dent.* **2000,***189* (5).

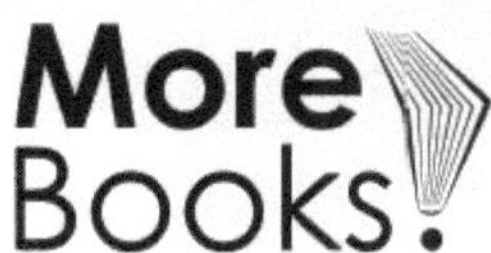

More
Books!

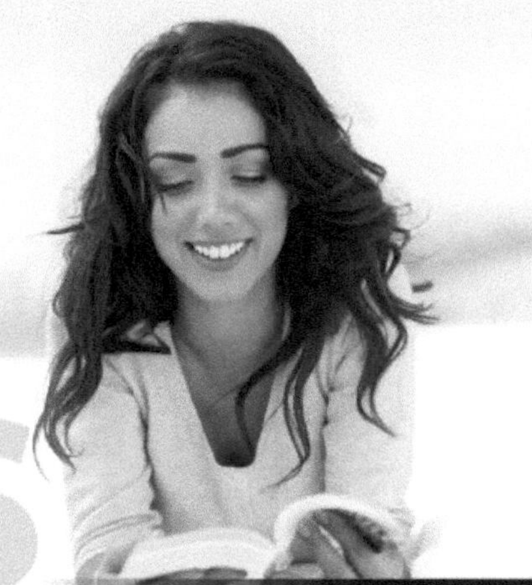

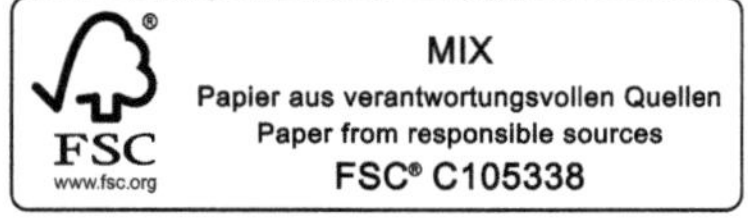

Printed by Books on Demand GmbH, Norderstedt / Germany